Pinky James
Swarga Jyoti Das
Vartika Verma

Fibrina rica em plaquetas em medicina dentária

Pinky James
Swarga Jyoti Das
Vartika Verma

Fibrina rica em plaquetas em medicina dentária

ScienciaScripts

Imprint

Cover image: www.ingimage.com

This book is a translation from the original published under ISBN 978-620-7-65418-5.

Publisher:
Sciencia Scripts
is a trademark of
Dodo Books Indian Ocean Ltd. and OmniScriptum S.R.L publishing group

120 High Road, East Finchley, London, N2 9ED, United Kingdom
Str. Armeneasca 28/1, office 1, Chisinau MD-2012, Republic of Moldova, Europe
Printed at: see last page
ISBN: 978-620-7-76186-9

ÍNDICE

LISTA DE ABREVIATURAS

APC:Autologous Platelet Concentrates

BAOSFE:Bone-Added Osteotome Sinus Floor Elevation

BDX:Bovine Derived Xenograft

BMP:Bone Morphogenetic Proteins

BPBM:Bovine Porous Bone Mineral

CAL:Clinical Attachment Level

CTG: Connective Tissue Graft

CGF:Concentrated Growth Factor

EGF: Epithelial Growth Factor

ERT:Endogenous Regenerative Technology

FDBA:Freeze-Dried Bone Allograft

FGF:Fibroblast Growth Factor

GFs:Growth Factors

HA:Hydroxyapatite

HIV:Human Immunodeficiency Virus

IGF:Insulin like Growth Factor

IL:Interleukin

L-PRF : Leukocyte and Platelet Rich Fibrin

L-PRP:Leukocyte and Platelet Rich Plasma

MCAF:Modified Coronally Advanced Flap

MIAMBE:Minimally Invasive Antral Membrane Balloon Elevation

P- PRF:Pure Platelet Rich Fibrin

PDAF:Platelet Derived Angiogenic Factor

PDGF:Platelet Derived Growth Factor

PPP:Platelet Poor Plasma

P-PRP:Pure Platelet Rich Plasma

PRF:Platelet Rich Fibrin

PRFM:Platelet Pich Fibrin Matrix

PRGF:Plasma Rich in Growth Factors

PRP:Platelet Rich Plasma

RBCs:Red Blood Corpuscles

RBH:Residual Bone Height

SEM:Scanning Electron Microscope

SNARE:Soluble N-ethylmaleimide-sensitive factor attachment protein receptor

TGF-ß:Transforming Growth Factor Beta

TNF:Tumor Necrosis Factor

VEGF:Vascular Endothelial Growth Factor

INTRODUÇÃO

O Periodonto é um órgão complexo constituído por tecidos epiteliais e conjuntivos mineralizados, que inclui a gengiva, o ligamento periodontal, o cemento e o osso alveolar. A periodontite é definida como uma doença inflamatória crónica causada por bactérias periodontopáticas e é caracterizada por inflamação e destruição progressiva dos tecidos de suporte dos dentes, sendo a principal causa de perda de dentes em adultos.[1] A regeneração dos tecidos periodontais e o regresso a um estado clinicamente saudável são os objectivos finais do tratamento das doenças periodontais. A anatomia e a composição do periodonto fazem da cicatrização de feridas periodontais um processo único devido à necessidade de interação e resposta coordenada entre os tecidos conjuntivos duros e moles, bem como o epitélio. Os cirurgiões dentários reconstrutivos estão constantemente à procura de um processo de cicatrização rápido para maximizar a previsibilidade, bem como o volume de osso regenerado.[2]

A periodontite resulta na destruição dos tecidos moles e duros à volta dos dentes, o que resulta numa destruição significativa do osso alveolar, do ligamento periodontal e da gengiva e, consequentemente, o cemento da raiz pode ficar contaminado devido à exposição ao ambiente oral.[3]

O principal objetivo da terapia periodontal regenerativa é restaurar a estrutura e a função do periodonto. A maioria das técnicas regenerativas normalmente empregues resultam na reparação dos tecidos e não na regeneração. A regeneração é a reprodução de uma parte do corpo perdida ou lesionada, de tal forma que a arquitetura e a função dos tecidos lesionados são completamente restauradas depois de o aspeto inflamatório da doença ter sido controlado. A reparação é a cicatrização de uma ferida por um tecido que não restaura totalmente a arquitetura ou a função da unidade afetada.

A regeneração de qualquer tipo de tecido é um processo biológico complexo em si mesmo, que requer interacções intrinsecamente reguladas entre células, factores de crescimento que actuam localmente, hormonas e factores de crescimento sistémicos e os componentes da matriz extracelular em que estas entidades interagem.

O desbridamento convencional com retalho aberto não consegue regenerar os tecidos destruídos pela doença, e os procedimentos regenerativos actuais oferecem um potencial limitado para alcançar uma restauração periodontal completa. Vários biomateriais baseados na tecnologia regenerativa endógena (TRE) têm sido utilizados para a regeneração dos tecidos periodontais, para além de enxertos ósseos autógenos e alogénicos, mas nenhum material de enxerto é considerado um padrão de ouro no tratamento de defeitos intra-ósseos.

Um dos grandes desafios enfrentados pela investigação clínica é o desenvolvimento de aditivos cirúrgicos bioactivos que regulem a inflamação e aumentem a cicatrização. De facto, após cada intervenção, os cirurgiões têm de enfrentar fenómenos complexos de remodelação dos tecidos e as consequências para a cicatrização e a sobrevivência dos tecidos. O potencial regenerativo de vários factores de crescimento foi reconhecido, mas a sua utilização é restrita devido à sua disponibilidade limitada e ao seu elevado custo. A recente inovação no domínio da medicina dentária começou com a produção de cola de fibrina como sistema adesivo de tecidos, seguida da evolução dos concentrados de plaquetas. Embora a utilização de colas de fibrina em muitos protocolos relacionados com o campo esteja bem documentada nos últimos 30 anos, permaneceu controversa devido à complexidade dos protocolos de produção (para colas autólogas) ou ao risco de infeção cruzada (para colas comerciais). O desenvolvimento de tecnologias de concentrado de plaquetas oferece protocolos de produção simplificados e optimizados para um novo tipo de adesivo de fibrina, o plasma rico em plaquetas concentrado (PRP). Devido às restrições legais à manipulação de sangue, surgiu em França uma nova família de concentrado de plaquetas, que não é nem cola de fibrina nem um concentrado de plaquetas clássico.[4] Este novo biomaterial, denominado Fibrina Rica em Plaquetas (PRF), assemelha-se a uma matriz cicatricial autóloga.

As plaquetas são uma fonte rica de factores de crescimento e desempenham um papel crucial na hemostase e na cicatrização de feridas. A literatura fornece provas de que as plaquetas contêm muitos factores de crescimento, incluindo o fator de crescimento derivado das plaquetas (PDGF), o fator de crescimento semelhante à insulina (IGF), o fator de crescimento endotelial vascular (VEGF), o fator de crescimento transformador-β (TGF- β) e o fator angiogénico derivado das plaquetas (PDAF). Assim, desempenham um papel muito importante na cicatrização de feridas e na regeneração de tecidos - tanto de tecidos moles como de tecidos duros.[5]

Os concentrados autólogos de plaquetas (APC) são a fonte de proteínas do sangue enriquecidas com factores de crescimento para promover a cicatrização de feridas, que incluem PRP, PRF, A-PRF, T-PRF, i-PRF, lisados de PRF e CGF[6] [7].

Nos últimos anos, tanto o PRP como o PRF, que são ricos em factores de crescimento, surgiram como uma possível ferramenta para melhorar a regeneração periodontal, o tratamento de defeitos periodontais e para acelerar a cicatrização de feridas. O PRF foi desenvolvido para colmatar as deficiências do PRP, como os procedimentos complicados para produzir PRP e reduzir a imunogenicidade do PRP, uma vez que foi utilizada trombina bovina para formar um gel com PRP.

O PRF, um APC de segunda geração, apresenta uma libertação sustentada de fator de crescimento durante um período de 21 dias, com um pico de aumento aos 7 dias. A técnica de preparação do PRF é mais simples do que a do PRP. O PRF tem três vantagens principais: i) não contém aditivos químicos ou biológicos, o que evita as reacções adversas que lhes estão associadas; ii) os coágulos de fibrina formam-se naturalmente, pelo que não é necessário adicionar activadores de plaquetas, como o soro bovino ou o cloreto de cálcio; iii) na matriz de fibrina, é recolhida uma maior concentração de células imunitárias do hospedeiro. Uma vez que a centrifugação a baixa velocidade preserva mais células imunitárias, GF e citocinas, este procedimento ganhou popularidade, resultando na produção de PRF avançado (A- PRF) e PRF injetável (i-PRF).[8]

A justificação para a utilização de PRF no aumento de tecidos moles e duros é o facto de acelerar a vascularização do enxerto, melhorar a cicatrização de feridas, reduzir a morbilidade pós-operatória e melhorar a regeneração óssea.

A aplicação de PRF tem sido documentada em vários procedimentos de reconstrução oral, como a regeneração periodontal, a preservação do alvéolo, a elevação do rebordo, os procedimentos de elevação do seio maxilar, etc. e em vários outros domínios. Ao longo dos últimos 25 anos, a regeneração periodontal tem sido o foco de uma considerável investigação laboratorial e clínica. De facto, foram realizados numerosos ensaios clínicos controlados e aleatórios para avaliar a eficácia clínica de várias técnicas cirúrgicas com concentrados de plaquetas destinadas a obter a regeneração periodontal.

PRF - O INÍCIO DE UMA NOVA ERA

PERSPECTIVA HISTÓRICA/ PIONEIROS DA PRF/PRP:

A base para o desenvolvimento no campo da tecnologia de factores de crescimento (GF) foi a descoberta das proteínas morfogenéticas ósseas (BMPs). [9]

Utilizou pela primeira vez o termo PRP para designar o concentrado de trombócitos durante experiências relacionadas com a coagulação do sangue. Foi designado como "cola de fibrina" por Matras, que melhorou a cicatrização de feridas cutâneas em modelos de ratos. A cola de fibrina foi produzida através da polimerização do fibrinogénio com trombina e cálcio. No entanto, devido à baixa concentração de fibrinogénio no plasma do dador, a qualidade e a estabilidade da cola de fibrina não eram óptimas. Numerosos trabalhos de investigação sugeriram um conceito melhorado para a utilização de extractos de sangue e conceberam-nos como "misturas de plaquetas, fibrinogénio e trombina", espuma de gel de plaquetas e gel de gel de gelatina", esta nova proposta afirmava o desempenho das plaquetas e demonstrou resultados preliminares excelentes em cirurgia geral, neurocirurgia e oftalmologia. No entanto, estes produtos foram utilizados principalmente pelo seu "efeito de cola", sem ter em conta os efeitos dos factores de crescimento ou as suas propriedades cicatrizantes. [10]

Stanimirov et al[11] introduziram o potencial regenerativo das plaquetas, discutindo o seu papel na cicatrização de feridas. Os grânulos alfa das plaquetas contêm vários factores mitogénicos, como o fator de crescimento derivado das plaquetas, o fator de crescimento endotelial vascular e o fator de crescimento transformador -β. Este conjunto de armazenamento de proteínas do fator de crescimento é vital para a cicatrização inicial da ferida. Após o contacto com o tecido conjuntivo, como acontece em lesões ou cirurgias, a membrana celular das plaquetas é "activada" para libertar estes grânulos alfa que levam à ativação dos GFs e à sua libertação.

Knighton D R et al[12] demonstraram pela primeira vez que os concentrados de plaquetas promovem com êxito a cicatrização e designaram-nos por "Factores de Cicatrização de Feridas Derivados das Plaquetas (PDWHF)", que foi testado com êxito no tratamento de úlceras cutâneas. Um termo ligeiramente diferente "Fórmula de cicatrização de feridas derivada de plaquetas (PDWHF)", foi dado por Kingsley et al e Knighton et al.

Whitman DH et al[13] chamaram ao seu produto PRP durante a preparação, mas quando o produto final tinha a consistência de um gel de fibrina, rotularam-no como "Gel de Plaquetas".

Cham LB et al[14] relataram a transmissão do VIH-1 após a utilização de fibrinogénio crioprecipitado como gel/adesivo.

Biol et al[15] afirmaram que o PRP promove a aceleração da reparação de feridas cirúrgicas através de factores de crescimento presentes nas plaquetas, que são iniciadores universais do processo de cicatrização, confirmando os seus benefícios em Cirurgia Oral e Maxilofacial e como estratégia terapêutica em ortopedia.

Ledent et al[16] estudaram o conteúdo de PDGF e TGF-β presente no gel de plaquetas durante a preparação e armazenamento do PRP. O conteúdo de PDGF e TGF-β diminui à medida que os períodos de armazenamento aumentam, mostrando uma menor promoção do crescimento celular entre 4 horas e 3 dias após a colheita de sangue. A utilização experimental de sangue para suplementar o meio de crescimento celular não excedeu as 3 horas após a colheita de sangue.

Okuda et al[17] identificaram em investigações in vitro que o PDGF, um subcomponente do PRP, tem um efeito significativo na proliferação celular.

Forbes et al[18] referiram que a trombina representa um forte indutor da ativação plaquetária que conduz à libertação de factores de crescimento.

Maloney et al[19] afirmaram que a agregação plaquetária é mais elevada no intervalo de 0,5 a 4 unidades por ml. O desenvolvimento destas técnicas prosseguiu lentamente até ao artigo de **Marx R E et al**[20] , que deu início à moda destas técnicas. No entanto, todos estes produtos foram designados como PRP sem deliberação sobre o seu conteúdo ou arquitetura, e esta escassez de terminologia continuou durante muitos anos. Algumas empresas comerciais, em vez de melhor visibilidade, começaram a rotular os seus produtos com nomes comerciais distintos.

Marx et al[20] demonstraram que os enxertos particulados, quando combinados com PRP tratado com cálcio e trombina, possuem melhores características de manuseamento e um teor mais elevado de factores de crescimento.

Kassolis et al[21] utilizaram o PRP como auxiliar na compactação do enxerto ósseo, bem como na hemostase.

Sanchez et al[22] elaboraram sobre os potenciais riscos associados à utilização de PRP. A utilização de trombina bovina pode estar associada ao desenvolvimento de anticorpos contra os factores V, XI e trombina, resultando no risco de coagulopatias potencialmente fatais.

Marx et al[23] demonstraram que o PRP teve um efeito de aceleração na formação de osso maduro. Além disso, foi observada uma maior formação de osso esponjoso com enxertos ósseos que receberam PRP do que sem PRP, quando avaliados 4-6 meses após o procedimento.

Okuda et al[17] avaliaram o PDGF, um componente importante do PRP, que pode promover a atividade osteoblástica e levar à reabsorção de partículas de enxerto de hidroxiapatite.

Camargo et al[24] mostraram que a terapia periodontal regenerativa com uma combinação de PRP + NBM + GTR (Guided Tissue Regeneration) resultou em reduções significativamente maiores da profundidade de sondagem e ganho de CAL em comparação com o desbridamento com retalho aberto isolado, mas o mecanismo exato do PRP na regeneração periodontal ainda não é compreendido. Foi também sugerido que o PRP contém concentrações elevadas de vários factores de crescimento, como o PDGF e o TGF-β, que podem modular fortemente o processo de regeneração.

Bielecki T et al[25] propuseram definir PRP como substância inativa, enquanto PRG (Platelet Rich Gel) era uma matriz de fibrina biologicamente mais activada, rica em plaquetas, leucócitos e moléculas relativamente activas.

Dohan DM et al[7] introduziram a primeira classificação sobre os concentrados de plaquetas.

Sohn W[26] introduziu o conceito de osso aderente (fibrina autóloga misturada com enxerto ósseo).

Mishra A et al[27] propuseram outra classificação limitada ao PRP e aplicável apenas à medicina desportiva.

Tunali M et al[28] introduziram um novo produto denominado Titanium prepared PRF (T-PRF).

Ghannati et al[29] desenvolveram outra forma de PC em França que foi rotulada como PRF, com base na forte polimerização do gel de fibrina encontrada nesta preparação. Foi carimbado como um concentrado de plaquetas de "segunda geração" porque era obviamente diferente de outros PRP. Este facto constituiu um marco importante na evolução da terminologia.

Mourão CF et al[30] apresentaram uma nota técnica pormenorizada sobre a preparação de uma forma injetável de PRF (i- PRF).

PLACAS:

As plaquetas foram descobertas por **Giulio Bizzozero**[31] . Estão principalmente associadas à hemostase, que é o início da coagulação do sangue e o início da regeneração dos tecidos após um traumatismo. As plaquetas surgem da fragmentação citoplasmática dos megacariócitos da medula óssea. O diâmetro de uma plaqueta madura é de 2-3 μm, que normalmente permanece viva durante 5-9 dias. Cerca de 2/3 das plaquetas circulam no sangue e 1/3 é armazenado no baço. A contagem normal de plaquetas é de (150-400) × 103 por microlitro de sangue. Cada megacariócito pode produzir entre 5000 e 10000 plaquetas. Um adulto saudável médio pode produzir 1011 plaquetas por dia; as plaquetas velhas são destruídas por fagocitose no baço e no fígado (células de Kupffer). São anucleadas mas extremamente activas do ponto de vista metabólico. Circulam no sangue durante 8 a 10 dias. A plaqueta sintetiza ativamente factores de crescimento ao longo da sua vida e segrega-os ativamente em resposta à coagulação. As plaquetas, isoladas de um sangue periférico, representam uma fonte autóloga de mais de 1500 factores bioactivos.

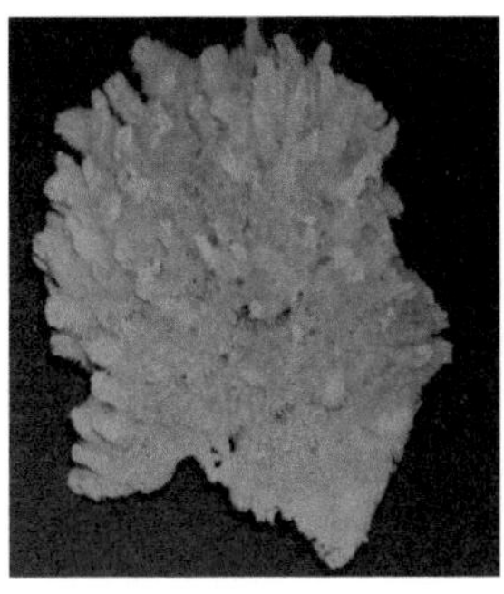

Figure 1: The Platelet

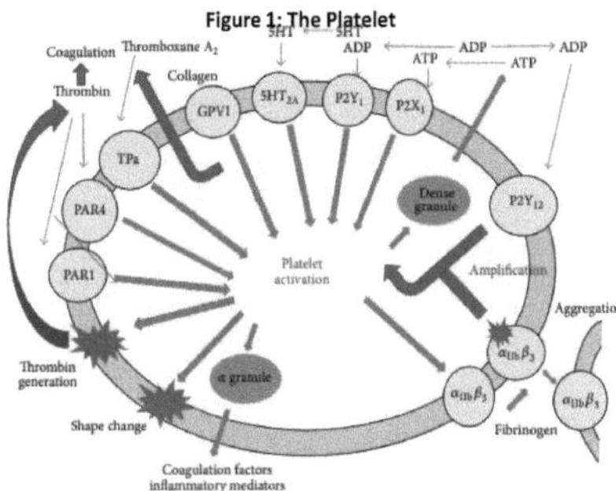

Mecanismos de ativação plaquetária e papel do recetor P2Y12. A ativação das plaquetas leva à secreção de ADP pelos grânulos densos, que ativa o recetor P2Y12, induzindo a amplificação da agregação, respostas pró-coagulantes e pró-inflamatórias.

A plaqueta tem numerosas extensões pseudópodas, um sistema tubular denso, um sistema canalicular que são estruturas membranares proeminentes, juntamente com invaginações mitocondriais da sua membrana celular e vesículas internas (grânulos de armazenamento). A sua morfologia é frequentemente associada a uma esponja marinha natural ou a um queijo suiço. As vesículas são compostas por três tipos de grânulos: lisossómicos, densos e alfa

Tanto os grânulos densos como os alfa são formados a partir da rede trans-Golgi e dos endossomas iniciais e amadurecem em corpos multivesiculares. Após a formação no corpo do megacariócito, ambos os tipos de grânulos são transportados e amadurecem em longas extensões proplaquetárias antes da libertação das plaquetas nascentes na corrente sanguínea. Os grânulos permanecem armazenados nas plaquetas circulantes até que a ativação plaquetária desencadeie a exocitose do seu conteúdo. [32]

O recetor solúvel da proteína de ligação ao fator sensível à N-etilmaleimida (SNARE), localizado tanto nos grânulos como nas membranas alvo, fornece a energia mecânica que permite a fusão da membrana durante a granulogénese e a exocitose. A função desta fusão do núcleo é controlada por reguladores SNARE e, finalmente, resulta na fusão da membrana.[32]

Os grânulos densos armazenam e segregam principalmente difosfato de adenosina (ADP), que é um potente recrutador e ativador de outras plaquetas. Os grânulos α são os grânulos de armazenamento dos factores de crescimento; contêm factores de crescimento pré-embalados numa forma incompleta e, por conseguinte, bio-inativa. São o organelo mais abundante nas plaquetas (40-80 por plaqueta), estruturas esféricas ou ovais com um diâmetro de 200 a 500 nm, cada uma rodeada por uma membrana proteica.

Esta membrana inclui o fator de von Willebrand (vWF), a P-selectina, o fator de coagulação V, a tromboplastina, o fibrinogénio, o fator plaquetário-4 (também conhecido por CXCL4) e os factores de crescimento comprovadamente contidos são os três isómeros do fator de crescimento derivado das plaquetas (PDGF-AA, PDGF-BB e PDGF-AB), os dois isómeros do fator de crescimento transformador beta (TGF-β1 e TGF-β2), o fator de crescimento endotelial vascular (VEGF) e o fator de crescimento epitelial (EGF). Os grânulos alfa também são ricos na molécula de adesão celular vitronectina, que é necessária para a osteocondução e a osteointegração. [33]

A plaqueta circulante participa na cicatrização natural de feridas com base no seu número no sangue circulante. Participa ainda na melhoria da cicatrização de feridas devido à sua concentração acrescida no PRP. Em ambas as situações, a sua secreção de factores de crescimento é activada pelo processo de coagulação. Quando ocorre uma lesão ou uma cirurgia, a membrana celular das plaquetas é "activada" para libertar estes grânulos alfa. São assim segregadas proteínas activas que se ligam a receptores transmembranares das células-alvo para ativar proteínas de sinalização intracelular. Isto resulta na expressão de uma sequência genética que dirige a proliferação celular, a síntese de colagénio e a produção de osteoide.

Figura 2: Degranulação das plaquetas e seus efeitos

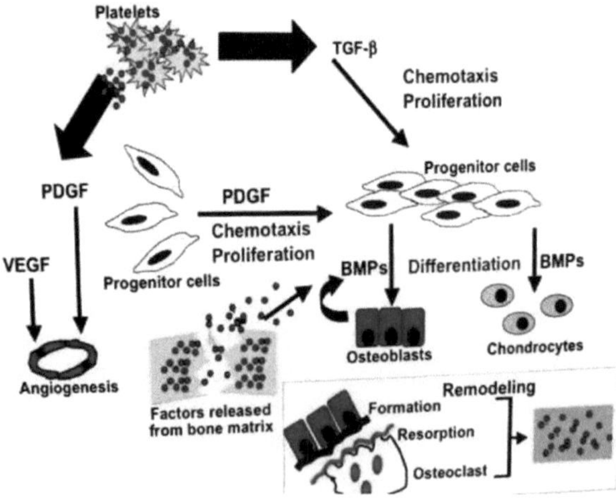

Os grânulos alfa migram para a membrana superficial das plaquetas e fundem-se com ela. As proteínas incompletas do fator de crescimento (todos os factores de crescimento são proteínas) são activadas pela membrana celular. As cadeias laterais de histonas e hidratos de carbono são adicionadas a essas proteínas. Então, e só então, os factores de crescimento são biologicamente activos. A libertação de factores de crescimento é desencadeada pela ativação das plaquetas, que pode ser iniciada por uma variedade de substâncias ou estímulos, como a trombina, o cloreto de cálcio, o colagénio ou o adenosina-5c-difosfato.

EVOLUÇÃO DOS CONCENTRADOS DE PLAQUETAS:

Desde 1990, a ciência médica reconheceu vários componentes do sangue, que fazem parte do processo natural de cicatrização e que, quando adicionados a tecidos feridos ou a locais de cirurgia, têm o potencial de acelerar a cicatrização de feridas. As plaquetas isoladas do sangue periférico são uma fonte autóloga de factores de crescimento. Na prática médica, o concentrado de plaquetas é derivado do sangue e é utilizado para a prevenção e tratamento da hemorragia devido a condições como a trombocitopenia grave de origem central, como a devida a aplasia medular, leucemia aguda, etc. O desenvolvimento do concentrado de plaquetas como aditivo cirúrgico bioativo tem origem na utilização de adesivos de fibrina. [20]

A cola de fibrina foi descrita pela primeira vez em 1970 e é formada pela polimerização do fibrinogénio com trombina e cálcio. Inicialmente, era preparada com plasma de dador; no entanto, devido à baixa concentração de fibrinogénio no plasma, a estabilidade e a qualidade da cola de fibrina eram baixas. Estas colas podem ser obtidas autologamente a partir do doente ou comercialmente, sendo que neste último caso existe um pequeno risco de transmissão de doenças. Assim, as colas de fibrina abriram caminho para os actuais concentrados de plaquetas. A concentração dos componentes sanguíneos através da centrifugação oferece uma oportunidade de ampliar os componentes ricos e vantajosos do sangue do próprio doente. [13]

O PRP é uma modificação autóloga da cola de fibrina, derivada de métodos que concentram plaquetas autólogas num pequeno volume de plasma centrifugado para atingir uma concentração supra fisiológica e tem sido descrito e utilizado em várias aplicações com aparente sucesso clínico. É uma fonte facilmente disponível de factores de crescimento para apoiar a cicatrização de ossos e tecidos moles. O PRP é uma estratégia simples para concentrar plaquetas ou enriquecer o coágulo sanguíneo natural. Um coágulo sanguíneo natural contém 94% de glóbulos vermelhos (RBC), 5% de plaquetas e 1% de glóbulos brancos (WBC), enquanto o PRP contém 95% de plaquetas. Afirmaram que o PRP obtido a partir de sangue autólogo é utilizado para fornecer factores de crescimento em maior concentração ao local do defeito ósseo ou a uma região que requer aumento. As desvantagens do PRP incluem o manuseamento bioquímico do sangue com a adição de anticoagulantes. [34]

O PRP impede a coagulação, o que levou à evolução da próxima geração de concentrado de plaquetas. O PRF é um concentrado de plaquetas de segunda geração que constitui uma melhoria em relação ao PRP tradicionalmente preparado. O plasma rico em plaquetas e a fibrina rica em plaquetas são dois desses concentrados de plaquetas emergentes. [35]

PAPEL DOS CONCENTRADOS DE PLAQUETAS:

Fabbro M et al[36] , resumiram o papel ideal dos concentrados de plaquetas como:

1. **Aumento da cicatrização dos tecidos:**

Através do aumento da proliferação de progenitores do tecido conjuntivo que estimulam a atividade dos fibroblastos e dos osteoblastos e melhoram a osteogénese.

2. **Atividade antimicrobiana:**

Contra espécies bacterianas envolvidas em infecções orais.

3. **Modificação do mecanismo de defesa do hospedeiro:**

Através da entrega de péptidos de sinalização que atraem as células macrofágicas.

4. **Modificação da reação imunitária:**

Libertando leucócitos que sintetizam interleucinas.

CLASSIFICAÇÃO:

Dohan D et al[7] classificaram os concentrados de plaquetas com base em dois parâmetros-chave:

- ✓ A presença de um conteúdo celular (Leucócitos).
- ✓ Teor de fibrina.

Esta separação permitiu definir 4 famílias principais para reagrupar os produtos.

1) **Plasma puro rico em plaquetas (P-PRP)**, como o PRP do separador de células, o Vivostat PRF ou o Anitua's PRGF. Estas são as preparações sem leucócitos e com uma rede de fibrina de baixa densidade após a ativação.
2) **Plasma rico em leucócitos e plaquetas (L-PRP)**, como o Curasan, Regen, Plateltex, Smart PReP, PCCS, Magellan ou GPS PRP. Trata-se de preparações com leucócitos e com uma rede de fibrina de baixa densidade após a ativação.
3) **Fibrina pura rica em plaquetas (P-PRF)**, como o Fibrinet, que são preparações sem leucócitos e com uma rede de fibrina de alta densidade.
4) **Fibrina rica em leucócitos e plaquetas (L-PRF)**, como a PRF de Choukroun, que são preparações com leucócitos e com uma rede de fibrina de alta densidade.

A expressão "**Platelets Activation White cells" (PAW)** foi proposta para organizar e comparar os resultados da literatura, e insiste na quantidade de plaquetas (número absoluto), no modo de ativação das plaquetas e na presença de glóbulos brancos.

Mais uma vez, este sistema é limitado e abrange apenas as famílias de PRP, sendo, de facto, muito semelhante à proposta de **Mishra A et al.**[27] Os leucócitos e a ativação (líquida ou em gel) são parâmetros já bem isolados, e a questão da quantidade de plaquetas continua a ser um debate importante, uma vez que nenhuma publicação conseguiu realmente definir qual seria a quantidade ideal de plaquetas, ou mesmo se o conceito existe realmente com materiais complexos com vários componentes, como os concentrados de plaquetas.

I. Geração de concentrados de plaquetas:

✓ **I GERAÇÃO - PLASMA RICO EM PLAQUETAS (PRP)**

✓ **II GERAÇÃO - FIBRINA RICA EM PLAQUETAS (FP)**

✓ **III GERAÇÃO - FACTOR DE CRESCIMENTO CONCENTRADO (FGC)**

De um ponto de vista biológico, a caraterização da presença de células (como os leucócitos) é um passo crítico. Mas muitos outros parâmetros devem ser considerados, tais como:

• A taxa/quantidade de recolha de plaquetas,

• A taxa/quantidade de recolha de leucócitos,

• A composição celular pormenorizada e

• A preservação (forma e nível de tensão) das células durante a recolha e a centrifugação.

A ativação do conteúdo celular durante ou após a centrifugação também é importante para a biologia destes produtos. Outros parâmetros práticos também devem ser considerados, uma vez que têm um impacto direto na possibilidade de utilizar estas técnicas na prática clínica diária, tais como

• O tamanho da centrifugadora,

• A duração, o custo e a ergonomia do procedimento de preparação,

• O volume final do produto e a sua forma (líquido, gel leve ou material sólido em gel).

Finalmente, tal como ficou claro desde a primeira classificação em 2009, todos estes parâmetros têm de ser considerados em conjunto. Isto ainda está longe de ser tão óbvio quando se observa a literatura atual, mesmo que se possa observar alguma melhoria na caraterização dos produtos testados. A classificação e a terminologia irão evoluir nos próximos anos e espera-se que estas evoluções sejam encontradas no conteúdo celular exato das famílias L-PRP e L-PRF. A maioria das publicações sobre factores de crescimento e concentrações de plaquetas demonstrou a relativa falta de significado destes parâmetros, devido às muitas variações inter-individuais e aos efeitos a curto prazo destes parâmetros, sendo as plaquetas activadas e activas apenas durante um período de tempo muito curto e os factores de crescimento libertados, consumidos localmente ou dissolvidos no fluxo sanguíneo nos minutos ou horas após a sua libertação. Espera-se que a explicação para os resultados clínicos díspares relatados na literatura seja encontrada na população celular e na ativação destes produtos.

Os concentrados de plaquetas para uso cirúrgico devem ser pensados como a integração de todos os elementos sanguíneos numa plataforma de cicatrização lógica, incluindo a matriz de fibrina, as plaquetas, os mediadores e as células, todos juntos para alcançar um resultado clínico claro e reprodutível. Nestas preparações estão presentes muitos tipos de células.

• A fórmula exacta dos leucócitos é um parâmetro importante: As populações de linfócitos são muito diversas e não têm o mesmo impacto que os monócitos e os granulócitos.

• Além disso, muitas outras células - como as células estaminais circulantes - podem ser encontradas num concentrado de plaquetas e não devem ser negligenciadas.

Por último, ainda não é claro como melhorar significativamente a classificação e a terminologia actuais, mas é precisamente nestes vários aspectos que se podem encontrar evoluções no futuro. No

Entretanto, é importante que todos os autores no terreno descrevam com exatidão os produtos que estão a testar, de modo a dar um contributo real e significativo para a literatura sobre este tópico simples mas difícil. **Compilação de diferentes concentrados de plaquetas, sua descoberta e protocolos disponíveis**:

TIPO DE CONCENTRADO DE PLAQUETAS	DESTAQUES
P - PRF (Pura - Fibrina rica em plaquetas)	Consiste em dois tubos, um para a recolha de sangue e outro para a coagulação do PRFM. Cerca de 9 ml de sangue são recolhidos num tubo que contém anticoagulante citrato trissódico e um gel separador e centrifugado durante 6 minutos a alta velocidade. A buffy coat e a PPP são transferidas para um segundo tubo contendo cloreto de cálcio e centrifugadas durante 15 minutos, podendo então ser recolhido um coágulo PRFM estável. Obtém-se uma quantidade muito baixa de leucócitos devido ao gel separador específico utilizado, mas a matriz de fibrina é mais densa e estável do que a do PRP.
L - PRF (Fibrina rica em leucócitos e plaquetas)	Considerado concentrado de plaquetas de segunda geração, obtido por processo natural sem quaisquer anticoagulantes ou agentes gelificantes. O sangue venoso é recolhido e centrifugado a baixa velocidade, produzindo uma camada de hemácias, um coágulo de PRF no meio e uma camada superior de plasma acelular. O único kit aprovado pela FDA para PRF. Utiliza um tubo de plástico revestido a vidro de 9 ml, centrifugado à temperatura ambiente

	a
	2700 rpm (cerca de 400 g) durante 12 min. Contém um kit Xpression para comprimir o coágulo e produzir membranas.
T - PRF (Titânio - Fibrina rica em plaquetas)	Foram utilizados tubos de titânio para a recolha e centrifugação em vez de tubos de vidro.
A-PRF (Processo PRF avançado)	Vascularização mais precoce, crescimento mais rápido dos tecidos moles, mais citocinas e libertação de BMPs.
I - PRF (Injetável - Fibrina rica em plaquetas)	Sangue colhido num tubo de 9 ml sem qualquer aditivo, centrifugado durante 2 minutos a 3300 rpm, o fluido de cor laranja resultante no tubo é o i-PRF.
PRF avançado mais	Uma modificação adicional do protocolo A-PRF deu origem a uma nova formulação denominada plasma rico avançado plus (A-PRF+). Tendo em conta que a força de centrifugação tem um efeito direto na quantidade de células retidas na matriz de PRF, as investigações tentaram reduzir o tempo de centrifugação e, por conseguinte, diminuir a quantidade total de forças que podem levar à perda de células. Reduzindo a velocidade de centrifugação para 1.300 rpm (200 g) e o tempo de centrifugação para 8 min. A análise do A-PRF+ obtido revela um aumento significativo do nível de factores de crescimento libertados (TGF-β1, VEGF, PDGF, EGF e IGF1) em comparação com o A-PRF e o L-PRF. Além disso, o A-PRF+ promoveu maior migração e proliferação

	de células gengivais humanas, em contraste com o L-PRF. O aumento observado na libertação do fator de crescimento pode estar associado a um maior número de leucócitos aprisionados na malha de fibrina devido à menor velocidade e tempo de centrifugação. Além disso, a exposição de fibroblastos gengivais em cultura ao A-PRF+ resultou num aumento dos níveis de ARNm do colagénio1 após 3 e 7 dias de cultura. Tendo em conta que o colagénio representa um dos factores cruciais durante a cicatrização e remodelação de feridas, os resultados obtidos indicam o potencial regenerativo das formulações de PRF desenvolvidas com velocidade e tempo de centrifugação reduzidos.

FIBRINA:

O selante de fibrina ou gel de fibrina é um biomaterial que responde à procura de melhores agentes hemostáticos e adesivos cirúrgicos nos locais de hemorragia. Correspondem a um mecanismo biológico natural (polimerização da fibrina durante a hemostase) amplificado de forma artificial.

No entanto, durante muito tempo, os adesivos de fibrina foram criticados pelo facto de serem produtos derivados do sangue. Produzidos por indústrias farmacêuticas (por exemplo, Tisseel da Baxter Healthcare), constituíam um risco de contaminação viral infinitamente pequeno e são atualmente comercializados nos EUA. Recentemente, foram desenvolvidas ferramentas mais simplificadas inerentes à produção de adesivos de fibrina autólogos.

Modo de preparação:

O modo de funcionamento dos adesivos de fibrina reproduz as últimas fases das cascatas enzimáticas da coagulação, durante as quais o fibrinogénio é convertido em fibrina na presença de trombina, fator XIII, fibronectina e iões de cálcio.

O kit Tisseel da Baxter Healthcare é um exemplo perfeito.

É constituído por:

- Concentrado de fibrinogénio liofilizado, associado a fibronectina e fator XIII.
- Solução de aprotinina bovina (para inibição da protease), que actua como um antifibrinolítico para aumentar o tempo de vida da selagem da fibrina.

• Concentrado de trombina bovina.

• Solução de cloreto de cálcio.

Fibrinogénio - é convertido para formar fibrina. Fator XIII - estabiliza o coágulo de fibrina. Fibronectina - fixa o tampão plaquetário em desenvolvimento ao local da lesão tecidular e estimula a migração celular e o crescimento fibroblástico nas áreas de aplicação da cola de fibrina. Trombina - na presença de cálcio, cliva o fibrinogénio em fibrina na última via comum da cascata de coagulação. A trombina e o fator XIII de ativação ligam a fibrina a um coágulo organizado.

Inibidores da fibrinólise. Exemplo: Presume-se que o ácido tranexâmico, o ácido ε-aminocapróico e a aprotinina promovem a estabilidade do coágulo, protegendo-o da degradação da plasmina.

O fibrinogénio é derivado de uma variedade de fontes, incluindo crioprecipitado de dador aleatório e dador único ou de um concentrado de fibrinogénio derivado de plasma autólogo.

O fibrinogénio é primeiro misturado com aprotinina para constituir a solução A, que por sua vez é aquecida a 37°C. A solução B é obtida a partir da mistura de trombina bovina com uma solução de cloreto de cálcio. As soluções A e B são misturadas imediatamente antes da utilização com uma seringa de mistura automática. É de salientar que a velocidade de polimerização do adesivo depende das concentrações de trombina utilizadas para reconstituir a solução B. Em termos gerais, a atividade hemostática depende do endurecimento rápido do adesivo e da elevada taxa de trombina. No entanto, a polimerização lenta permanece sempre uma opção, mesmo que isso seja feito em detrimento do interesse cirúrgico deste aditivo.

A concentração óptima de fibrinogénio na cola de fibrina continua a ser controversa. Uma escola de pensamento tem defendido que a maximização dos níveis de fibrinogénio melhora a capacidade de adesão da cola de fibrina. Outro ponto de vista baseia-se no facto de a deposição de colagénio depender da decomposição da fibrina e de uma concentração elevada de fibrina, tal como se deposita numa ferida através da cola de fibrina derivada de uma concentração elevada de fibrinogénio, poder, na realidade, retardar a deposição de colagénio e atrasar a cicatrização da ferida. Este ponto de vista apoia a utilização de um adesivo com uma concentração natural de fibrinogénio.

Aplicações clínicas da cola de fibrina:

Os adesivos de fibrina são frequentemente utilizados em:

1) Cirurgia cardiotorácica e vascular para selagem de hemorragias microvasculares difusas.

2) Selagem dos bordos da ferida.

3) Para acelerar a cicatrização e reduzir o hematoma pós-operatório.

As principais actividades biológicas destes aditivos são a adesão aos tecidos e a biodegradabilidade.

PLASMA RICO EM PLAQUETAS

O plasma rico em plaquetas foi introduzido pela primeira vez por **Marx et al.**[20] Os concentrados de plaquetas PRP são produtos derivados do sangue utilizados para a prevenção e o tratamento de hemorragias devidas a trombopenias graves de origem central. O plasma rico em plaquetas é definido como uma concentração autóloga de plaquetas que é obtida através do sequestro e concentração de plaquetas por centrifugação em gradiente de densidade. A concentração de plaquetas obtida no PRP é de 38% e contém factores de crescimento de concentração aos quais as células dos enxertos respondem e, por conseguinte, conduzem a uma cicatrização mais rápida. As plaquetas estão principalmente envolvidas na cicatrização de feridas através da formação de coágulos e da libertação de factores de crescimento que iniciam e apoiam a cicatrização de feridas.

Técnicas:

O PRP pode ser preparado através de duas técnicas. As técnicas diferem nos seus aspectos técnicos e dividem-se em:

- Separadores de células de uso geral
- Separadores de células concentradoras de plaquetas

Os separadores de células de uso geral requerem grandes quantidades de sangue (450 ml) e, geralmente, têm de ser operados num ambiente hospitalar. O sangue é colocado num saco de colheita com anticoagulante citrato-fosfato-dextrose. Em primeiro lugar, é centrifugado a 5.600 rpm para separar os glóbulos vermelhos do plasma pobre em plaquetas (PPP) e do PRP. A velocidade de centrifugação é depois reduzida para 2.400 rpm para obter uma separação final de cerca de 30 ml de PRP das hemácias. O PRP preparado tem uma estabilidade de cerca de 8 horas. Com esta técnica, o restante PRP e as hemácias podem ser devolvidos à circulação do doente ou podem ser eliminados. O separador de células ELMD-500 é amplamente utilizado para esta técnica.

Os separadores de células concentradoras de plaquetas são mais amplamente utilizados, uma vez que este equipamento pode ser acomodado numa clínica dentária. Estas tecnologias permitem a obtenção de PRP utilizando quantidades mais pequenas de sangue. Atualmente, existem dois sistemas deste tipo aprovados pela FDA e disponíveis comercialmente: O sistema de concentrado de plaquetas Harvest Smart Prep e o sistema de recolha de concentrado de plaquetas 3i.

A preparação e o processamento do PRP são bastante semelhantes na maioria dos sistemas de concentração de plaquetas, embora o anticoagulante utilizado e a velocidade e duração da centrifugação possam diferir consoante os sistemas.

CONCEITO GERAL:

Embora sejam utilizadas muitas técnicas na preparação do PRP, são normalmente empregues os seguintes passos:

- O sangue venoso é colhido com anticoagulante para evitar a ativação e a degranulação das plaquetas.

- A primeira centrifugação (soft spin) permite a separação do sangue em 3 camadas distintas.

Na parte inferior do tubo, os glóbulos vermelhos constituem 55% do volume total. Na parte superior do tubo, a camada de plasma acelular é composta principalmente por moléculas plasmáticas circulantes (em particular, fibrinogénio) e pobre em plaquetas. É designado por plasma pobre em plaquetas (PPP) e constitui 40% do volume total. Entre as duas camadas, existe uma camada intermédia onde as concentrações de plaquetas estão largamente aumentadas. Constitui apenas 5% do volume total e apresenta um aspeto caraterístico, denominado buffy coat. Esta camada constituirá a maior parte do futuro cPRP.

- Utilizando uma seringa esterilizada, o médico aspira PPP, PRP e alguns glóbulos vermelhos (que são sistematicamente atraídos durante a operação). Em seguida, o material é transferido para outro tubo, sem anticoagulante.

- Este segundo tubo será então submetido a uma nova centrifugação, supostamente mais longa e mais rápida do que a primeira (hard spin). Este processo permite concentrar as plaquetas no fundo do tubo e, em seguida, obter novamente 3 camadas distintas. Alguns glóbulos vermelhos residuais retidos no fundo do tubo, plasma acelular (PPP) para 80% do volume total, entre os dois, uma camada de buffy, ou PRP.

- Com uma seringa, o médico pode eliminar a maior parte do PPP, deixando apenas soro suficiente para colocar as plaquetas concentradas em suspensão. A unidade é então agitada suavemente para obter uma cPRP pronta a utilizar. Note-se que os corpúsculos vermelhos retidos no fundo do tubo são também suspensos por esta última operação, o que explica o aspeto rosado da PCRc final.

- O cPRP é então misturado com trombina bovina e cloreto de cálcio no momento da aplicação, com a ajuda de uma seringa misturadora. A gelificação do concentrado de plaquetas ocorre então rapidamente: O fibrinogénio também é concentrado durante a preparação da cPRP, e a sua polimerização constituirá uma matriz de fibrina com propriedades hemostáticas e adesivas particularmente interessantes.

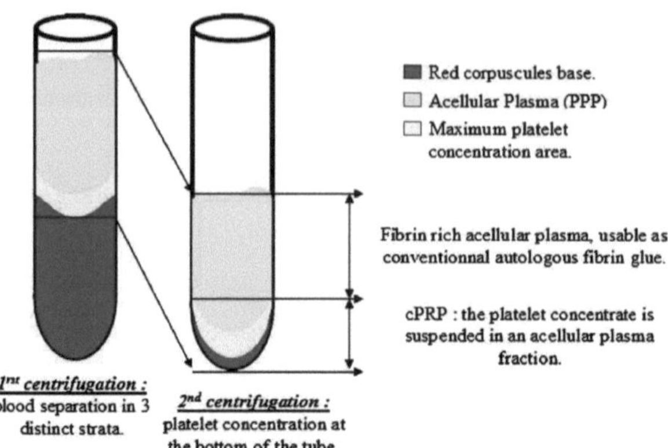

FIBRINA RICA EM PLAQUETAS:

A fibrina rica em plaquetas elimina o risco associado à utilização de trombina bovina. [37] A fibrina rica em plaquetas de Choukroun é uma fibrina rica em leucócitos e plaquetas. A fibrina rica em plaquetas de Choukroun (PRF) é um biomaterial de fibrina rico em leucócitos e plaquetas com uma composição específica e uma arquitetura tridimensional. A fibrina rica em plaquetas de Choukroun (PRF), um concentrado de plaquetas de segunda geração, é constituída por um grupo de cadeias glicónicas, citocinas e glicoproteínas no interior de uma rede de fibrina polimerizada.

O PRF é classificado como um concentrado de plaquetas de segunda geração, uma vez que é preparado como um concentrado natural sem a adição de quaisquer anticoagulantes. O PRF é frequentemente designado por PRF de Choukroun, uma vez que existem outros concentrados de plaquetas com nomes semelhantes, como Vivostat PRF (considerado um plasma rico em plaquetas puro) ou Fibrinet PRF (sem leucócitos). O PRF tem uma rede de fibrina densa com leucócitos, citocinas, glicoproteínas estruturais e também factores de crescimento como o fator de crescimento transformador β, o fator de crescimento derivado das plaquetas, o fator de crescimento endotelial vascular e glicoproteínas. Os leucócitos que se concentram no suporte de PRF desempenham um papel importante na libertação de factores de crescimento, na regulação imunitária, nas actividades anti-infecciosas e na modelação da matriz durante a cicatrização de feridas. O modo de polimerização lenta do PRF e a capacidade cicatricial criam uma arquitetura fisiológica favorável à cicatrização de feridas.

O protocolo de produção de PRF procura acumular plaquetas e citocinas libertadas num coágulo de fibrina. Embora as plaquetas e as citocinas leucocitárias desempenhem um papel importante na biologia deste biomaterial, a matriz de fibrina que as suporta constitui certamente o elemento determinante responsável pelo verdadeiro potencial terapêutico do PRF. O coágulo de PRF concentra 97 % das plaquetas e

>50 % dos leucócitos numa distribuição tridimensional específica. Consiste num conjunto íntimo de citocinas, cadeias glicónicas e glicoproteínas estruturais enredadas numa rede de fibrina lentamente polimerizada.

As citocinas são rapidamente utilizadas e destruídas numa ferida em cicatrização. A sinergia entre as citocinas e a sua matriz de fibrina de suporte tem muito mais importância do que qualquer outro parâmetro. Uma matriz de fibrina fisiológica (como o PRF) terá efeitos muito diferentes de uma cola de fibrina enriquecida com citocinas (como o PRP), que tem um efeito maciçamente incontrolável e de curto prazo.

A incorporação intrínseca de citocinas na malha de fibrina permite a sua libertação progressiva ao longo do tempo (7 a 11 dias), à medida que a rede de fibrina se desintegra.

A membrana de PRF de fácil aplicação actua como uma ligadura de fibrina, servindo de matriz para acelerar a cicatrização dos bordos da ferida. Também proporciona uma proteção pós-operatória significativa do local da cirurgia e parece acelerar a integração e a remodelação do biomaterial enxertado.

A utilização deste concentrado imunitário e de plaquetas durante o enxerto ósseo oferece as 4 vantagens seguintes:

I - Em primeiro lugar, o coágulo de fibrina desempenha um papel mecânico importante, com a membrana de PRF a manter e proteger os biomateriais enxertados e os fragmentos de PRF a servirem de conectores biológicos entre as partículas ósseas.

II - Em segundo lugar, a integração desta rede de fibrina no local de regeneração facilita a migração celular, particularmente das células endoteliais necessárias para a neo-angiogénese, vascularização e sobrevivência do enxerto.

III- Em terceiro lugar, as citocinas plaquetárias (PDGF, TGF-β, IGF-1) são gradualmente libertadas à medida que a matriz de fibrina é reabsorvida, criando assim um processo perpétuo de cicatrização.

IV- Por último, a presença de leucócitos e de citocinas na rede de fibrina pode desempenhar um papel importante na autorregulação dos fenómenos inflamatórios no interior do material enxertado.

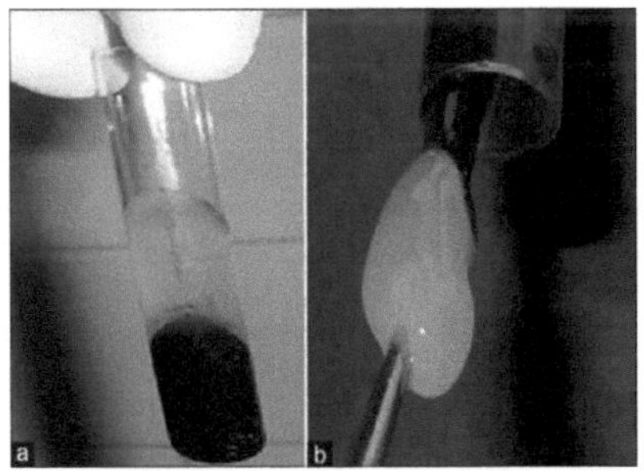

(a)Recipiente de vidro (b)Coágulo PRF

(Diferença entre concentrados de plaquetas de primeira e segunda geração) [37]

PRIMEIRA GERAÇÃO - cPRP	SEGUNDA GERAÇÃO - PRF
Utilização de trombina bovina e cloreto de cálcio (anticoagulantes) Polimerização súbita da fibrina - dependendo da quantidade de aditivos cirúrgicos (trombina e cloreto de cálcio) Organização 3-D de uma rede de fibrina - junções tetra moleculares condensadas ou bilaterais constituídas com fortes concentrações de trombina, permite o espessamento dos polímeros de fibrina: isto leva a uma rede rígida, pouco favorável ao enredamento de citocinas e à migração celular	Não foram utilizados anticoagulantes A polimerização natural lenta em contacto com as partículas de vidro do tubo de ensaio resulta numa concentração fisiológica de trombina A rede 3-D - junções trimoleculares ou equiláteras conectadas - permite o estabelecimento de uma rede de fibrina fina e flexível capaz de suportar o enredamento de citocinas e a migração celular A estrutura 3-D confere elasticidade e flexibilidade à membrana PRF
A estrutura 3-D proporciona uma grande resistência a este gel, adequada para selar firmemente os tecidos biológicos	

ESTRUTURA DA PRF:

Este conceito teve origem num processo de concentração mecânica durante a formação do coágulo e conduz a uma arquitetura específica do coágulo que é muito diferente de um simples volume de fibrina.

A centrifugação do sangue do doente resulta em três camadas separadas:

- Coágulo de sangue (hemácias) no fundo
- Matriz de fibrina no meio (PRF)
- Plasma pobre em plaquetas na parte superior

Dohan et al[38] , determinou os vários constituintes do sangue no exsudado plasmático após centrifugação e concluiu que mais de 97% das plaquetas e 55% dos leucócitos estão concentrados no coágulo de fibrina. Também descreveu a distribuição destes no coágulo de fibrina utilizando análises histológicas de microscopia ótica e de MEV.

O coágulo PRF pode ser descrito como sendo composto por duas partes principais observáveis a olho nu:

- Uma porção amarela de fibrina, que constitui o corpo principal
- Porção vermelha localizada na extremidade do coágulo (cheia de hemácias).
- Entre estas duas zonas, uma camada esbranquiçada denominada "**buffy coat**" pode ser observada a olho nu e concentra corpúsculos celulares que requerem a observação do coágulo

PRF.

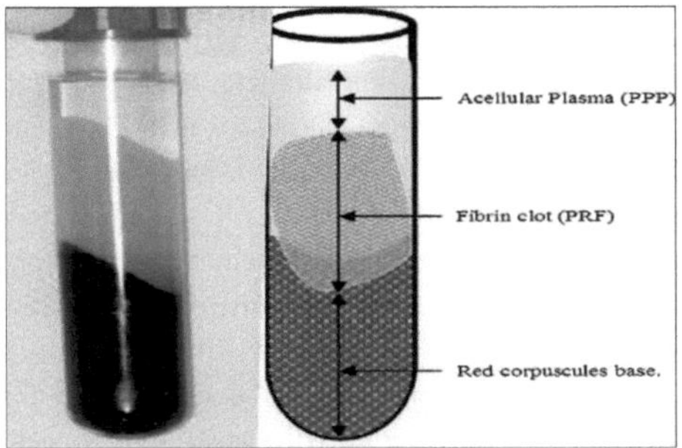

Partes do PRF vistas num tubo de ensaio após centrifugação

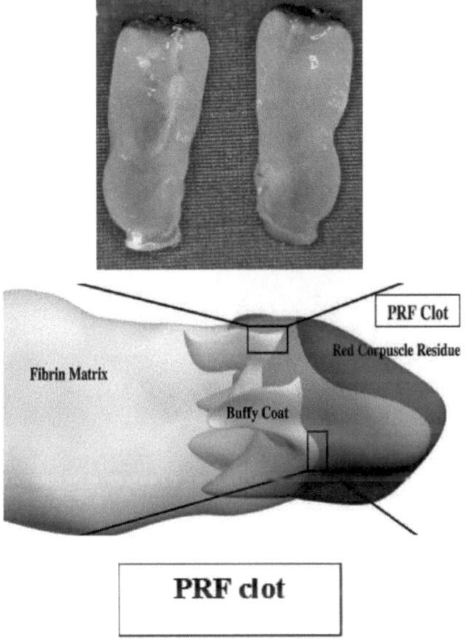

PREPARAÇÃO DA PRF:

O ponto crucial da síntese de PRF reside na tentativa de acumular plaquetas e libertar citocinas num coágulo de fibrina. O coágulo de PRF é produzido por um processo de polimerização natural durante a centrifugação, e a sua arquitetura natural de fibrina parece ser responsável por uma libertação lenta de factores de crescimento e glicoproteínas da matriz durante ≥7 dias.

O protocolo de preparação do PRF é muito simples:

Uma amostra de sangue é colhida sem anticoagulante em tubos de 10 ml, que são imediatamente centrifugados a 3000 rpm (aproximadamente 400 g) durante 10 minutos. A ausência de anticoagulante implica a ativação, em poucos minutos, da maioria das plaquetas da amostra de sangue em contacto com as paredes do tubo e a libertação das cascatas de coagulação. O fibrinogénio concentra-se inicialmente na parte alta do tubo, antes de a trombina circulante o transformar em fibrina. Obtém-se então um coágulo de fibrina no meio do tubo, entre os corpúsculos vermelhos na parte inferior e o plasma acelular na parte superior. Esta "técnica de acesso aberto" é o protocolo mais simples e menos dispendioso desenvolvido até à data. As plaquetas ficam teoricamente presas de forma maciça nas malhas de fibrina. O sucesso desta técnica depende inteiramente da rapidez da recolha do sangue e da sua transferência para a centrifugadora. De facto, sem anticoagulante, as amostras de sangue começam a coagular quase imediatamente após o contacto com o vidro do tubo e são necessários, no mínimo, alguns minutos de centrifugação para concentrar o fibrinogénio na parte média e superior do tubo. O manuseamento rápido é a única forma de obter um coágulo de PRF clinicamente utilizável. Se o tempo necessário para colher o sangue e iniciar a centrifugação for demasiado longo, ocorrerá uma falha: A fibrina polimeriza-se numa via difusa no tubo e apenas se obtém um pequeno coágulo de sangue sem consistência. O protocolo PRF permite recolher um coágulo de fibrina carregado com soro e plaquetas. Ao expulsar os fluidos presos na matriz de fibrina, os profissionais obterão membranas de fibrina autólogas muito resistentes.

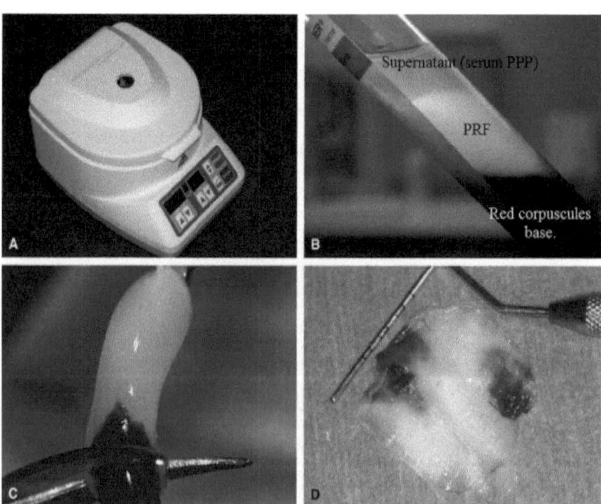

1. Processamento de sangue com uma centrifugadora PC-O2 para PRF: Process, Nice, França
2. Composição de um coágulo de fibrina estruturado no meio do tubo, imediatamente entre os corpúsculos vermelhos na parte inferior e o plasma acelular na parte superior.
3. Após a recolha do PRF.
4. As membranas de fibrina autólogas resistentes são facilmente obtidas através da expulsão do soro do coágulo.

SEGURANÇA:

Foram levantadas questões de segurança, com dúvidas quanto ao perigo para a saúde das partículas de sílica presentes nos tubos de vidro ou nos tubos de plástico revestidos de vidro, tendo sido feita uma advertência contra o seu contacto com os tecidos humanos. **Dohan et al**[38] efectuaram uma análise da citotoxicidade do PRF numa vasta gama de células humanas e concluíram que as micropartículas de sílica que revestem estes tubos representam um risco impossível de citotoxicidade e que o PRF produzido com tubos de plástico revestidos de vidro não é citotóxico para as células humanas testadas. Além disso, sugeriram que não é possível obter PRF apenas com tubos de plástico e que o contacto com a sílica é necessário para iniciar o processo de polimerização, uma vez que a sílica se comporta como ativador de coágulos e que, para produzir PRF, devem ser utilizados tubos de vidro secos ou tubos de plástico revestidos de vidro.

PRF MEMBRANE:

A principal propriedade deste biomaterial autólogo é a libertação lenta dos factores de crescimento pelo PRF durante mais de sete dias. Esta libertação lenta só é possível com a membrana de PRF, não com PRP ou PRGF.

Ao extrair os fluidos retidos na matriz de fibrina espremendo o coágulo de PRF entre a gaze seca estéril, os profissionais obterão uma membrana autóloga de PRF altamente resistente (um biomaterial altamente promissor) para múltiplas utilizações clínicas. Mas com esta técnica, perdem-se mais factores de crescimento que se concentram no exsudado.

Para evitar a perda de factores de crescimento durante a preparação de uma membrana, Dohan et al. realizaram uma série de experiências. [38]

Uma primeira solução consistiu em conservar o coágulo de PRF no seu tubo de centrifugação: enquanto o soro não tiver sido expelido do coágulo, o conteúdo do fator de crescimento permanece estável. É uma boa forma de ganhar 5-15 minutos, mas não é uma solução a longo prazo, porque o coágulo começa lentamente a afundar-se no tubo após a centrifugação e a fundir-se com a base dos glóbulos vermelhos, dando origem a um material inutilizável carregado de glóbulos vermelhos e com fracas propriedades mecânicas.

Uma segunda solução consistiu em manter os coágulos num copo metálico esterilizado e pressioná-los para formar membranas com uma colher metálica esterilizada quando necessário. O exsudado inicial de PRF (rico em factores de crescimento e proteínas séricas) é assim recolhido no copo (e eventualmente utilizável para a hidratação de um biomaterial ósseo antes do enxerto), e as membranas de PRF são assim preservadas num ambiente de soro húmido. Este método é eficaz do ponto de vista biológico, mas não é fácil de manusear quando são produzidos 8 ou 16 coágulos de PRF. Em 2007, foi inventado pelo Dr. Joseph Choukroun um novo dispositivo para a preparação e normalização de coágulos e membranas de fibrina rica em leucócitos e plaquetas (L-PRF): a PRF Box (Process, Nice, França). Esta caixa metálica foi concebida para recolher e transformar até 16 coágulos de PRF em membranas em condições estéreis de uma só vez e para os conservar num ambiente limpo e húmido antes de serem utilizados. A caixa contém também poços de compressão e maças para comprimir os coágulos de PRF em cilindros densos de PRF, fáceis de utilizar para preencher cavidades (como alvéolos de extração). O exsudado de soro é recolhido no segundo nível da caixa, pode ser utilizado para uma conservação mais prolongada das membranas e está pronto a ser misturado com um biomaterial ósseo para enxerto. Mas esta abordagem padronizada também permite um aumento da libertação total de factores de crescimento da própria membrana PRF.

PRF box (Process, Nice, França), que é um novo dispositivo de compressão concebido para produzir uma membrana hidratada homogeneamente espessada (durante várias horas) (membranas de espessura e tamanho constantes) e um exsudado rico em plaquetas, leucócitos, vitronectina e fibronectina expressos a partir dos coágulos de fibrina. O exsudado PRF produzido por esta ‖Box‖ contém uma grande quantidade de proteínas especializadas no aumento da ligação das células aos biomateriais e ao titânio O dispositivo minimiza os danos das plaquetas contidas nas membranas PRF. O dispositivo minimiza a perda ou degradação dos factores de crescimento nas membranas de PRF.

O coágulo PRF obtido após a centrifugação é retirado do tubo de ensaio e os glóbulos vermelhos aderentes são raspados e eliminados O coágulo PRF é então colocado na grelha da caixa PRF e tapado

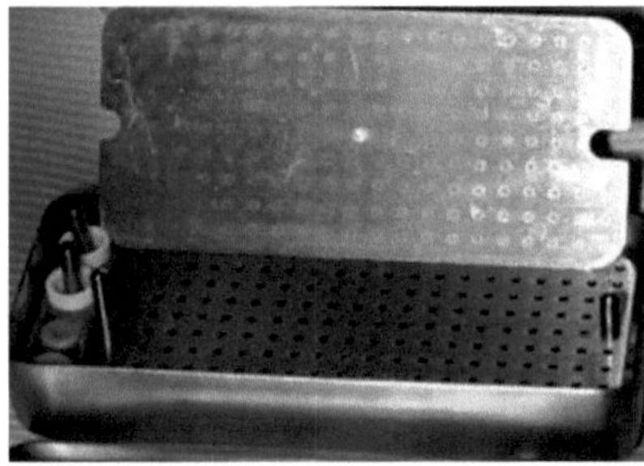

com o compressor e a tampa, resultando na produção de uma membrana de fibrina autóloga económica em aproximadamente um minuto. O exsudado recolhido pode ser utilizado para hidratar materiais de enxerto, enxaguar o local da cirurgia e armazenar enxertos autólogos.

Dezasseis coágulos PRF podem ser recolhidos numa única caixa PRF. Os 16 coágulos podem ser transformados em membranas homogéneas simultaneamente e protegidos neste ambiente húmido e estéril. A PRF Box é uma ferramenta polivalente. Os coágulos de PRF podem ser transformados em membranas, mas também podem ser colocados em poços de plástico e compactados com uma maça metálica. Os cilindros de PRF recolhidos nos poços de compressão são tampões de fibrina densos e fáceis de manusear em cirurgia oral.

Clinicamente, a membrana apresenta excelentes propriedades de trabalho. É resiliente, forte e flexível, o que facilita a manipulação, o corte e a sutura. A PRF é também excecionalmente estável à temperatura ambiente, permitindo um amplo tempo de trabalho. É muito semelhante a uma rede de fibrina natural, pós-cirúrgica.

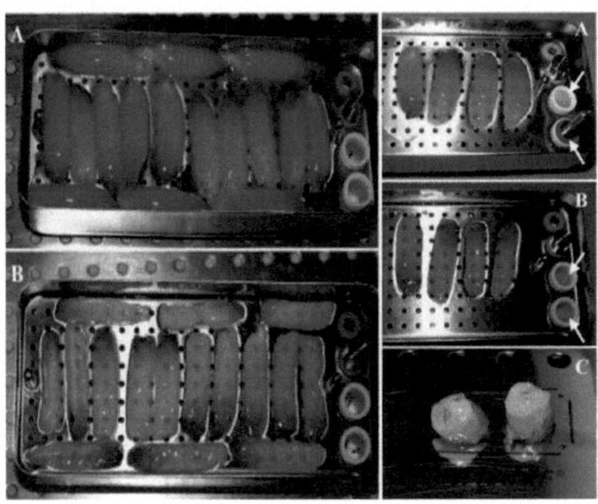

Caixa PRF

Preparação da membrana e dos cilindros PRF

A - Coágulos PRF colocados sobre a grelha,

B - Membrana PRF obtida após compressão

C - Cilindros PRF obtidos após compressão em poços de plástico

Vantagens do PRF em relação ao PRP [39]

	PRF	PRP
1.	Processo simplificado e económico e não é necessária a utilização de trombina bovina e de anticoagulantes	Preocupação com a utilização de trombina bovina, o facto de a trombina bovina ter sido associada ao desenvolvimento de anticorpos contra os factores de coagulação V, XI e a trombina que, ocasionalmente, conduziu a coagulopatias potencialmente fatais.
2.	Não há tratamento bioquímico do sangue	Não pode ser utilizado pessoalmente com distúrbios da coagulação
3.	Cura favorável devido à lentidão polimerização	Cicatrização mais lenta em comparação com o PRF
4.	Migração e proliferação celular mais eficientes	Falta de uniformidade no protocolo de preparação do PRP, uma vez que a concentração de plaquetas é diferente tem um tempo de armazenamento diferente.

5.	Tem um efeito de apoio ao sistema imunitário	A adição de trombina para a conversão de fibrinogénio em fibrina no PRP leva a uma ativação drástica e a uma polimerização rápida que conduz a uma rede densa de monofibras baixa concentração de citocinas
7.	Concentração máxima do citocinas	Menos citocina do que o PRF

VANTAGENS: A sua preparação é uma técnica simples e eficaz, com centrifugação num único passo, gratuita e acessível a todos os clínicos. [37]

• Completamente seguro.

• É obtido através de uma amostra de sangue autólogo.

• Minimização da manipulação de sangue.

• Não requer a adição de trombina externa porque a polimerização é um processo completamente natural.

• Não há risco de sofrer uma reação imunológica.

• Tem uma estrutura de fibrina natural com factores de crescimento no seu interior que podem manter a sua atividade durante um período relativamente mais longo e estimular eficazmente a regeneração dos tecidos.

• Pode ser utilizado apenas ou em combinação com enxertos ósseos, consoante o objetivo.

• Aumenta a taxa de cicatrização do osso enxertado.

• É uma opção económica e rápida em comparação com os factores de crescimento recombinantes quando utilizados em conjunto com enxertos ósseos.

• Quando utilizada como membrana, evita um procedimento cirúrgico no local do dador.

• Redução do desconforto do doente durante o período inicial de cicatrização da ferida.

• Mais eficaz e com menos controvérsias sobre os resultados clínicos quando comparado com o PRP.

PRF VERSUS PRP:

Uma das principais diferenças entre os adesivos de fibrina cPRP e PRF é atribuível ao modo de gelificação. Os adesivos de fibrina e o cPRP utilizam uma associação de trombina bovina e cloreto de cálcio para iniciar as últimas etapas da coagulação e a polimerização súbita da fibrina. A velocidade desta reação é ditada pela utilização destes aditivos cirúrgicos, e a sua função hemostática implica um desencadeamento quase imediato e, por conseguinte, quantidades significativas de trombina. Este modo de polimerização vai influenciar consideravelmente as propriedades mecânicas e biológicas da matriz de fibrina final. O PRF tem a caraterística de se polimerizar natural e lentamente durante a centrifugação. E as concentrações de trombina que actuam sobre o fibrinogénio autólogo recolhido são quase fisiológicas porque não há adição de trombina bovina. Este aspeto é crucial para determinar a organização tridimensional de uma rede de fibrina. Com efeito, durante a gelificação, as fibrilas de fibrina podem ser reunidas entre si em 2 arquitecturas bioquímicas diferentes: junções tetramoleculares condensadas ou bilaterais e junções trimoleculares ligadas ou equilaterais. As junções bilaterais são constituídas com fortes concentrações de trombina e permitem o espessamento dos polímeros de fibrina, o que leva à constituição de uma rede rígida, pouco favorável ao enredamento de citocinas e à migração celular. No entanto, a grande resistência desse gel é totalmente adequada para selar firmemente os tecidos biológicos: Portanto, haverá um adesivo de fibrina e, por extensão, uma cPRP. Em contrapartida, concentrações fracas de trombina implicam uma percentagem muito significativa de junções equiláteras. Estas junções conectadas permitem o estabelecimento de uma rede de fibrina fina e flexível, capaz de suportar o enredamento de citocinas e a migração celular. Além disso, esta organização tridimensional confere uma grande elasticidade à matriz de fibrina: É o que observamos numa membrana PRF flexível, elástica e muito forte. Estas 3 biotecnologias da fibrina utilizam portanto modos de polimerização diferentes que implicam mecanismos de integração biológica muito diferentes.

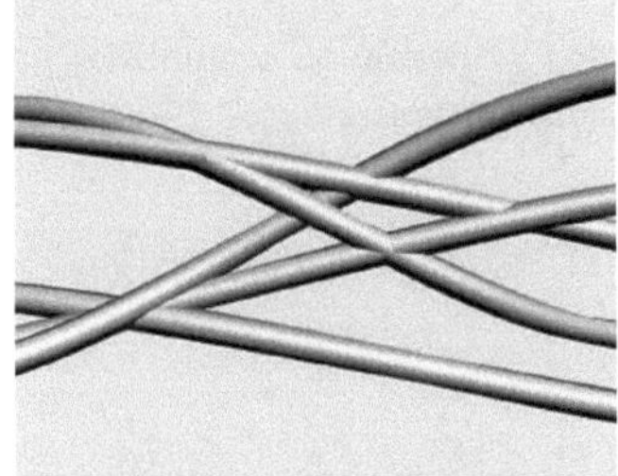

Theoretical computer modelling of trimolecular or equilateral fibrin branch junctions. Note the flexibility of this net architecture

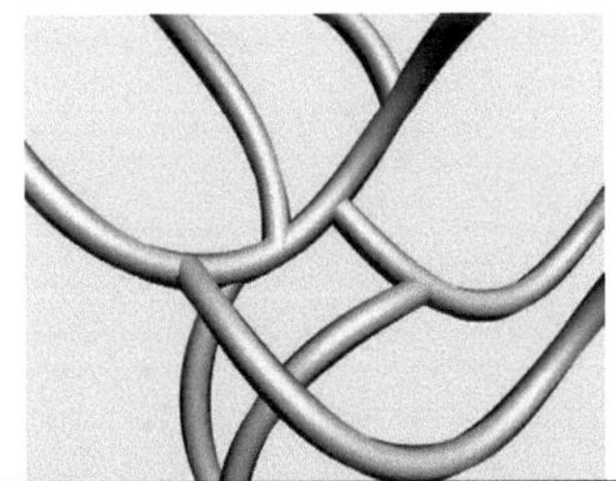

Theoretical computer modelling of condensed tetramolecular orbilateral fibrin branch junctions. Note the rigidity of this architecture

DESVANTAGENS:

- Preparação e armazenagem.
- Só pode ser utilizado um volume limitado de PRF.
- As quantidades produzidas são reduzidas.
- As membranas PRF encolherão devido à desidratação se não forem utilizadas no espaço de 10 minutos.
- O armazenamento das membranas no frigorífico pode resultar em infeção bacteriana.
- Limita a utilização sistemática da PRF em cirurgia geral.
- A matriz de fibrina contém todas as células imunitárias circulantes e todas as moléculas antigénicas plasmáticas.
- Totalmente específico do dador e não pode ser utilizado como tecido de enxerto alogénico.

Estas limitações da utilização de PRF podem ser contornadas através da adoção de um protocolo normalizado de preparação e preservação.

- **Pieri F, Lucarelli E, Corinaldesi G, Iezzi G, Piattelli A, Giardino R, et al**[40] em **2008** investigaram se as células estaminais mesenquimais (MSCs) e o plasma rico em plaquetas (PRP) semeados num suporte de fluoro-hidroxiapatite (FH) podem melhorar a formação óssea e o contacto osso-implante (BIC) no enxerto do seio maxilar. Foram efectuados procedimentos de aumento do seio maxilar bilateral em oito minipigs. MSCs, PRP e scaffold de FH (local de teste) ou apenas FH (local de controlo) foram enxertados em cada seio maxilar. Distalmente à osteotomia, foi colocado um implante dentário por seio no material de enxerto através da parede do seio facial. Os animais foram mortos 3 meses após o enxerto, e secções em bloco dos locais dos implantes foram colhidas e preparadas para análise histomorfométrica. Após 12 semanas, verificou-se um aumento significativo da formação óssea nos locais de teste em comparação com os locais de controlo (42,51% versus 18,98%; p=0,001). Além disso, o BIC foi significativamente maior nos locais de teste em comparação com os locais de controlo na área regenerada (23,71% versus 6,63%; p=0,001). Estes resultados mostram que o aumento do seio maxilar com MSCs-PRP, combinado com HF, pode melhorar a formação óssea e a osteointegração de implantes dentários em comparação com a HF isolada em minipigs.

- **Nagata MJH, Melo LGN, Messora MR, Bomfim SRM, Fucini SE, Garcia VG et al**[41] em **2009** analisaram histologicamente o efeito do plasma autógeno rico em plaquetas (PRP), preparado de acordo com um novo sistema semiautomático, na cicatrização de enxertos de osso autógeno (AB) colocados em defeitos de tamanho crítico criados cirurgicamente ((R D) na calvária de coelhos. Sessenta coelhos foram divididos em três grupos: C, AB e AB/PRP Foi criado um CSD na calvária de cada animal. No Grupo C (controlo), o defeito foi preenchido apenas com coágulo sanguíneo. No Grupo AB (enxerto de osso autógeno), o defeito foi preenchido com osso autógeno particulado. No Grupo AB/PRP (enxerto ósseo autógeno com plasma rico em plaquetas), foi preenchido com osso autógeno particulado combinado com PRP. Todos os grupos foram divididos em subgrupos e submetidos a eutanásia às 4 ou 12 semanas de pós-operatório. Foram efectuadas análises histométricas e histológicas. Os dados foram analisados estatisticamente. O Grupo C apresentou uma formação óssea significativamente menor em comparação com o Grupo AB e AB/PRP em ambos os períodos de análise. Às 4 semanas, o Grupo AB/PRP apresentou uma quantidade estatisticamente maior de formação óssea do que o Grupo AB. Às 12 semanas, não foram observadas diferenças estatisticamente significativas entre os Grupos AB e AB/PRP. É de salientar que a quantidade de formação de osso novo no Grupo AB/PRP às 4 semanas foi semelhante à do Grupo AB às 12 semanas. O estudo concluiu que (i) AB e AB/PRP melhoraram significativamente a formação óssea e (ii) um efeito benéfico do PRP foi limitado a um período inicial de cicatrização de 4 semanas.

- **Chen X, Wang J, Yu L, Zhou J, Zheng D, Zhang B**[42] em **2017** explorou o uso potencial do Fator GroMh Concentrado (CGF) no tratamento da Osteo-Artrite da Articulação Temporo-Mandibular (FI MJ-OA). Foram criados defeitos cirúrgicos bilateralmente na cartilagem condilar e no osso para induzir a ATM-OA em cabras. O CGF foi aplicado nas articulações direitas (grupo CGF) e a solução salina fisiológica foi aplicada nas articulações esquerdas (grupo não reparado). Houve um período de observação de um mês após a operação. Estas amostras de articulações foram avaliadas e comparadas com base no aspeto grosseiro e nas observações histopatológicas com hematoxilina e eosina (HE). As pontuações histopatológicas da cartilagem condilar e do tecido reparado, incluindo cartilagem, osso e tecidos conjuntivos, foram comparadas entre os dois grupos. A superfície condilar não reparada era irregular, enquanto que a superfície condilar reparada com FCG parecia mais lisa e estava coberta por tecido semelhante a cartilagem. A coloração HE do côndilo não reparado mostrou osso subcondral exposto coberto por tecido conjuntivo raro e uma reação inflamatória, ao passo que o côndilo reparado com FFC mostrou reparação e regeneração dos tecidos, com regeneração óssea e cartilagem e uma cobertura de tecido conjuntivo sobre a superfície operada. A pontuação histológica do grupo com FFC foi significativamente inferior à do grupo não reparado (P = 0,0127). O grupo do FGC apresentou uma área significativamente maior de geração de nova cartilagem e osso do que o grupo não reparado (P = 0,008 e P = 0,002, respetivamente). O FCG pode desempenhar um papel importante nos processos de resposta molecular à OA da ATM. Pode mediar a inflamação, proteger o osso subcondral, auxiliar a proliferação celular e induzir a reparação dos tecidos na ATM-OA.

ESTUDOS HUMANOS:

- **Marx RE**[43] em **2001** afirmou que o plasma rico em plaquetas foi obtido através do sequestro e da concentração de plaquetas por centrifugação de densidade gradiente. Esta técnica produziu uma concentração de plaquetas humanas de 3,38% e identificou nelas o fator de crescimento derivado das plaquetas e o fator de crescimento transformador beta. A avaliação por anticorpos monoclonais dos enxertos de medula celular esponjosa demonstrou que as células eram capazes de responder aos factores de crescimento através de receptores de membrana celular. As quantidades adicionais destes factores de crescimento obtidas pela adição de plasma rico em plaquetas aos enxertos evidenciaram uma taxa de maturação radiográfica 1,62 a 2,16 vezes superior à dos enxertos sem plasma rico em plaquetas. Também se verificou, por histomorfometria, uma maior densidade óssea nos enxertos em que se adicionou plasma rico em plaquetas do que nos enxertos em que não se adicionou plasma rico em plaquetas.

- **Sammartino G, Tia M, Marenzi G, Espedito Di Lauro A, D'Agostino E, Claudio PP**[44] em **2005** demonstrou que a extração de terceiros molares impactados mesio-angulares pode causar múltiplos defeitos periodontais na raiz distal do segundo molar. O plasma rico em plaquetas (PRP) é um material que contém muitos factores de crescimento autólogos que foi utilizado na reparação e prevenção de complicações periodontais na raiz distal do segundo molar adjacente ao terceiro molar extraído. Os efeitos do PRP autólogo nos tecidos periodontais após a extração do terceiro molar foram analisados em 18 jovens
pacientes (idade, 21-26 anos). Os critérios de inclusão foram a presença de uma bolsa distal ao segundo molar inferior com uma profundidade de sondagem de 27,5 mm e um nível de inserção à sondagem de 26 mm. Foi observada, 12 semanas após a cirurgia, uma redução notável na profundidade de sondagem e uma melhoria no nível de inserção à sondagem nos

casos tratados com PRP em comparação com os controlos, bem como a formação de novo tecido ósseo no defeito ósseo. Mostraram que o PRP foi eficaz na indução e aceleração da regeneração óssea para o tratamento de defeitos periodontais na raiz distal do segundo molar inferior após a extração cirúrgica de um terceiro molar inferior mesioangular e profundamente impactado.

- **Christgau M, Moder D, Wagner J, Gläßl M, Hiller KA, Wenzel A et al**[45] em **2006** investigaram a influência do concentrado de plaquetas autólogo (APC) na cicatrização precoce de feridas e nos resultados da regeneração após a terapia de regeneração tecidular guiada (GTR). Os defeitos intra-ósseos profundos contralaterais foram tratados com ß-Tri Fosfato de Cálcio (ß-TCP) e uma membrana GTR bioreabsorvível. Foram distribuídos aleatoriamente por procedimentos de teste e de controlo. Nos detectores de teste. A APC foi aplicada adicionalmente. Após 3, 6 e 12 meses, os resultados de cicatrização foram avaliados por parâmetros clínicos e radiografia digital de subtração quantitativa. O concentrado de plaquetas autólogo não pareceu ter uma influência notável nos resultados clínicos e na maioria dos resultados radiográficos após a RTG. O APC reduziu a ocorrência de exposições de membrana no pós-operatório e acelerou o ganho de densidade óssea.

- **Dohan Ehrenfest DM, Andia I, Zumstein MA, Zhang CQ, Pinto NR, Bielecki T**[7] em **2006** realizaram um estudo comparativo, tendo-se empenhado em quantificar o fator de crescimento derivado das plaquetas -BB, o fator de crescimento transformador beta I e o fator de crescimento semelhante à insulina - I no sobrenadante do plasma pobre em plaquetas e no soro do exsudado do coágulo de fibrina rico em plaquetas. Estas análises iniciais revelaram que a polimerização lenta da fibrina durante o processamento da fibrina rica em plaquetas leva à incorporação intrínseca de citocinas plaquetárias e cadeias glicónicas nas malhas de fibrina. Este resultado implicaria que a fibrina rica em plaquetas, ao contrário dos outros concentrados de plaquetas, seria capaz de libertar progressivamente citocinas durante a remodelação da matriz de fibrina, um mecanismo que poderia explicar as propriedades cicatrizantes clinicamente observadas da fibrina rica em plaquetas.

- **El-Sharkawy H, Kantarci A, Deady J, Hasturk H, Liu H, Alshahat M et al**[46] em **2007** analisaram os factores de crescimento no PRP e estudaram os efeitos do PRP na libertação de citocinas pelos monócitos e na produção de lipoxina A4 (LXA4). O PRP foi preparado a partir de dadores saudáveis. Os níveis do fator de crescimento derivado das plaquetas (PDGF)-AB, PDGF-BB, fator de crescimento transformador-ß 1, fator de crescimento semelhante à insulina-I, fator de crescimento de fibroblastos-básico (FGF-b), fator de crescimento epidérmico (EGF), fator de crescimento endotelial vascular (VEGF), interleucina-12 e regulação da ativação, expressão e secreção de células T normais (RANTES) foram avaliados por ensaio de imunoabsorção enzimática e multiplexagem com base em esferas. Os monócitos do sangue periférico foram isolados e cultivados com ou sem PRP. Foram analisados os níveis de citocinas, quimiocinas e LXA4, bem como a migração quimiotáctica de monócitos. Os factores de crescimento aumentaram significativamente no PRP em comparação com o sangue total (WB) e o plasma pobre em plaquetas. A proteína quimiotáctica de monócitos-I (MCP-I) foi significativamente suprimida pelo PRP, enquanto o RANTES aumentou significativamente nas culturas de monócitos. Os níveis de LXA4 foram significativamente mais elevados no PRP em comparação com o sangue total. O PRP estimulou a quimiotaxia dos monócitos de uma forma dependente da dose, enquanto o RANTES foi parcialmente responsável pela migração de monócitos mediada pelo PRP. O PRP é uma fonte rica de factores de crescimento e promoveu alterações significativas na libertação de quimiocinas pró-inflamatórias mediada por monócitos . O I-XA4 foi aumentado no PRP, sugerindo que o PRP pode suprimir a libertação de citocinas, limitar a inflamação e, assim, promover a regeneração dos tecidos.

- **Dori F, Huszár T, Nikolidakis D, Arweiler NB, Gera I, Sculean A**[47] em **2007** determinou a eficácia da terapia periodontal regenerativa com uma combinação de Plasma Rico em Plaquetas (PRP), Mineral Ósseo Natural (NBM) e Regeneração Tecidular Guiada (GTR). Foi demonstrado que resulta em reduções significativamente maiores da profundidade de sondagem e ganhos no nível de fixação clínica em comparação com o tratamento apenas com desbridamento de retalho aberto. No entanto, atualmente, não se sabe até que ponto a utilização de PRP pode melhorar adicionalmente o resultado clínico da terapia em comparação com o tratamento com NBM+GTR. Comparar clinicamente o tratamento de defeitos profundos intra-bolsa com NBM+PRP+GTR com NBM+GTR. Trinta pacientes que sofriam de doença periodontal avançada e cada um dos quais apresentava um defeito intraósseo avançado foram tratados aleatoriamente com uma combinação de NBM+PRP membrana de colagénio (GTR) ou NBM+GTR. Os seguintes parâmetros clínicos foram avaliados no início e no primeiro ano após o tratamento: índice de placa, índice gengival, hemorragia à sondagem, profundidade de sondagem (PD), recessão gengival e nível de inserção clínica (CAL). As alterações do NIC foram utilizadas como variável de resultado primário. Não foram observadas diferenças em nenhum dos parâmetros investigados na linha de base e entre os dois grupos. A cicatrização decorreu sem intercorrências em todos os pacientes. Um ano após a terapia, os locais tratados com NBM+PRP+GTR mostraram uma redução na DP média de 8,9 ± 2,3 mm para 3,4 ±2,0 mm e uma alteração na CAL média de 10,9 ±2,2 mm para 6,4 ± 1,8 mm. No grupo tratado com NBM ±GTR, a DP média foi reduzida de 8,9 ± 2,5 mm para 3,4 ± 2,3 mm e a CAL média mudou de 11,1 ± 2,5 mm para 6,5 ± 2,3 mm. Em ambos os grupos, todos os locais ganharam pelo menos 3 mm de CAL. Os ganhos de CAL de 4 mm foram medidos em 80% (ou seja, em 12 de 15 defeitos) dos casos tratados com NBM -c PRP + G TR e em 87% (ou seja, em 13 de 15 defeitos) tratados com NBM + GTR. Não foram observadas diferenças estatisticamente significativas em nenhum dos parâmetros investigados entre os dois grupos. Dentro dos seus limites, o presente estudo demonstrou que (i) no primeiro ano após a cirurgia regenerativa, tanto com NBM + PRP + GTR como com NBM + G TR. Foram encontradas reduções significativas da DP e ganhos de CAL, e o uso de PRP não conseguiu melhorar os resultados obtidos com NBM + GTR.

- **Keceli HG, Sengun D, Berberoğlu A, Karabulut E**[48] em **2008** comparou o enxerto de tecido conjuntivo (CTG +PRP com CIG no tratamento de recessão gengival. Quarenta pacientes com recessões de Miller 1/11 foram incluídos. Cada recessão foi tratada aleatoriamente com CTG + PRP ou CTG. As variáveis clínicas foram registadas no início e às 6 semanas, 6 e 12 meses. O recobrimento radicular (RC) e o ganho de inserção (AG) também foram calculados. A profundidade de sondagem, a profundidade de recessão, o nível de inserção clínica, a largura do tecido queratinizado e a largura de recessão (RW) foram melhorados em ambos os grupos de estudo. Não foi observada qualquer diferença entre os grupos, exceto na RW. A RW no grupo de controlo foi estatisticamente inferior à do grupo de teste em todos os períodos de acompanhamento. O tratamento da recessão com CTG ou uma combinação de CTG + PRP resultou em resultados clínicos favoráveis.

- **Aroca S, Keglevich T, Barbieri B, Gera I, Etienne D**[49] em **2009** determinou se a adição de um coágulo de fibrina rico em plaquetas autólogo (PRF) a um retalho coronalmente avançado modificado (MCAF) (grupo de teste) melhoraria o resultado clínico em comparação com um MCAF isolado (grupo de controlo) para o tratamento de recessões gengivais múltiplas. Vinte indivíduos, apresentando três recessões gengivais múltiplas Classe I ou II de Miller adjacentes de extensão semelhante em ambos os lados da boca, foram incluídos no estudo. O valor médio de recessão na linha de base foi de 2,9 ± 1,1 mm para os locais de teste e 2,5 0,9 mm para os locais de controlo. Cada paciente foi tratado em ambos os lados por uma técnica MCAF; o tratamento combinado (com uma membrana PRF) foi aplicado no lado de teste. A profundidade de sondagem (PD), a largura da recessão, o nível de fixação clínica (CAL), a largura da gengiva queratinizada e a espessura da gengiva/mucosa (GTH) foram medidos no início e 6 meses após a cirurgia. A recessão gengival foi medida no início e aos 1,3 e 6 meses após a cirurgia. O MCAF é um tratamento previsível para múltiplos defeitos adjacentes do tipo recessão Classe I ou JI de Miller. A adição de uma membrana PRF posicionada sob o MCAF proporcionou uma cobertura radicular inferior, mas um ganho adicional em GTH aos 6 meses, em comparação com a terapia convencional.

- **Anilkumar K, Geetha A, Umasudhakar, Ramakrishnan T, Vijayalakshmi R, Pameela E**[50] em **2009** efectuou um estudo cujo objetivo era conseguir a cicatrização completa de feridas e a regeneração da unidade periodontal. Estes factores de crescimento estavam envolvidos na cicatrização de feridas e promoviam a regeneração dos tecidos. A preparação e a utilização de plasma rico em plaquetas (PRP), uma suspensão concentrada de factores de crescimento, encontrada nas plaquetas. A utilização da membrana de PRF para cobertura radicular nas superfícies vestibulares dos dentes anteriores mandibulares. Isto foi conseguido utilizando a técnica de retalho deslocado lateralmente com membrana de fibrina rica em plaquetas (PRF) no local recetor.

- **Torres J, Tamimi F, Martinez PP, Alkhraisat MH, Linares R, Hernández G et al**

[51] em **2009,** estudaram se o PRP melhora ou não a eficácia do osso bovino anorgânico (ABB) no aumento do assoalho do seio. Oitenta e sete pacientes recrutados para este estudo foram submetidos a 144 procedimentos de aumento do pavimento do seio maxilar utilizando apenas ABB ou ABB mais PRP (ABB+PRP) num ensaio clínico aleatório. Um total de 286 implantes foram colocados no osso aumentado, e a sua evolução foi acompanhada durante um período de 24 meses. Nestes pacientes, foi efectuado aleatoriamente um aumento bilateral do seio maxilar utilizando ABB ou ABB+PRP num desenho de boca dividida e, após 6 meses, foram retiradas biópsias ósseas dos locais dos implantes para análise histológica e

histomorfométrica. No geral, foram obtidos 96,2% de sucesso do implante ABB e 98,6% de sucesso do implante ABB+PRP durante o período de monitorização e não foram encontradas diferenças entre os locais enxertados com e sem PRP nos 87 pacientes estudados. As avaliações densitométricas e a reabsorção do enxerto foram semelhantes em ambos os grupos experimentais. No entanto, a análise histológica e histomorfométrica nos cinco pacientes edêntulos revelou que o aumento ósseo foi significativamente maior nos sítios tratados com ABB+PRP. Outro resultado do nosso estudo é que a falta de suporte ósseo inicial e o tabagismo parecem ter um efeito negativo no sucesso do tratamento, que foi acentuado quando ambas as circunstâncias coincidiram. Os autores concluíram que o PRP não foi um fator determinante para a sobrevivência dos implantes em procedimentos de levantamento do seio maxilar. No entanto, este estudo revelou que o PRP poderia melhorar as propriedades osteocondutoras do ABB, aumentando o volume de osso novo formado. Além disso, nos procedimentos de aumento do seio maxilar, a taxa de sobrevivência do implante parece ser mais influenciada pela altura do osso residual ou pelo tabaco do que pelo tipo de enxerto ósseo.

- **Pradeep AR, Pai S, Garg G, Devi P, Shetty SK**[52] em **2009** efectuaram uma técnica combinada utilizando um plasma rico em plaquetas (PRP)/mineral ósseo poroso bovino/membrana de regeneração de tecidos guiada para o tratamento de defeitos de furca de grau II mandibular. Para elucidar o papel desempenhado por cada componente, o presente estudo aleatório e duplamente cego foi concebido para avaliar a eficácia do PRP autólogo isolado no tratamento de defeitos de furca de grau II mandibular em comparação com o desbridamento com retalho aberto (OFD). Utilizando um desenho de boca dividida, 40 defeitos de furca de grau II mandibular foram tratados com PRP autólogo ou OFD. O índice de placa, o índice de hemorragia sulcu[s] , a profundidade de sondagem vertical, o nível de inserção clínica vertical e horizontal relativo e o nível marginal gengival foram registados no início e 6 meses após a cirurgia. Foi observada uma diferença estatisticamente significativa em todos os parâmetros clínicos e radiográficos nos locais tratados com PRP em comparação com os tratados com OFD. No entanto, todos os defeitos de furca mantiveram o seu estado de grau II. Apesar de uma melhoria significativa, a falta de encerramento completo dos defeitos de furca implica um papel limitado do PRP autólogo como material regenerativo no tratamento de defeitos de furca, necessitando de mais estudos a longo prazo.

- **Gassling VL, Douglas T, Warnke PH, Açil Y, Wiltfang J, Becker ST**[5] **2010** realizou um estudo para examinar a libertação de factores de crescimento do plasma pobre em plaquetas e da fibrina rica em plaquetas in vitro. Foram colhidas amostras de sangue total de participantes saudáveis (n 10) para gerar plasma pobre em plaquetas e fibrina rica em plaquetas. Foram utilizados osteoblastos humanos, fibroblastos humanos e células de osteossarcoma derivadas de osteoblastos humanos para a cultura de células. As células de cada linha celular foram cultivadas e foram adicionadas preparações de plasma pobre em plaquetas ou de fibrina rica em plaquetas durante dez dias. O meio retirado foi agrupado e as quantidades de factores de crescimento analisadas por ensaio de imunoabsorção enzimática. Nas culturas de osteoblastos e de Sarcoma osteogénico (Saos-2), as concentrações de citocinas foram significativamente mais elevadas para o plasma pobre em plaquetas do que para a fibrina rica em plaquetas (P < 0,05). Nas culturas de fibroblastos, os resultados foram os mesmos, com exceção do fator de crescimento transformador -beta2 (P < 0,05). Concluíram que a aplicação de plasma pobre em plaquetas em culturas de células conduz a níveis mais elevados de factores de crescimento do que a aplicação de fibrina rica em plaquetas.

- **Sharma A, Pradeep AR**[53] , em **2011,** efectuaram um ensaio clínico em 18 pacientes com 36 defeitos de furca de grau Il mandibular, que foram distribuídos aleatoriamente e tratados com PRF autólogo e desbridamento com retalho aberto (OF D) ou OF D. Todos os parâmetros clínicos e radiográficos mostraram uma melhoria estatisticamente significativa nos locais tratados com PRF e OF D em comparação com os tratados apenas com OF D. O encerramento clínico completo foi alcançado em 66,7% (12 de 18) dos defeitos no grupo de teste. Com defeitos de furca residuais, 83% (cinco de seis) foram reduzidos ao grau I, e um dos defeitos permaneceu no grau Il. Nenhum dos defeitos tratados progrediu para o grau Ill. O ganho no nível de inserção (CAL) também foi significativamente maior nos locais de teste, Os locais de teste apresentaram um preenchimento vertical do defeito significativamente maior (50,8 +/- 6,24) do que os locais de controlo (16,7 +/- 6,42) aos 9 meses.

- **Sharma A, Pradeep AR**[54] em **2011** realizaram um estudo para explorar a eficácia clínica e radiográfica da fibrina rica em plaquetas autóloga no tratamento de defeitos intra-ósseos em pacientes com periodontite crónica. Cinquenta e seis defeitos intra-ósseos foram tratados com fibrina rica em plaquetas autóloga com desbridamento de retalho aberto ou apenas com desbridamento de retalho aberto. A redução média da profundidade de sondagem foi maior no grupo de teste (4,55 ± 1,87 mm) do que no grupo de controlo (3,21 ± 1,64 mm), enquanto que o ganho médio do nível de inserção periodontal também foi maior no grupo de teste (3,31 ± 1,76) em comparação com o grupo de controlo (2,77 ± 1,44 mm). Além disso, foi encontrada uma percentagem significativamente maior de preenchimento ósseo médio no grupo de teste (48,26% ± 5,72%) em comparação com o grupo de controlo (1,80% ± 1,56%). Dentro dos limites do presente estudo, verificou-se uma maior redução da profundidade de sondagem, ganho de nível de inserção periodontal e preenchimento ósseo em locais tratados com fibrina rica em plaquetas com desbridamento convencional de retalho aberto, em comparação com o desbridamento convencional de retalho aberto isolado. No entanto, é necessário um ensaio clínico controlado, multicêntrico e aleatório a longo prazo para conhecer os efeitos clínicos e radiográficos da fibrina rica em plaquetas na regeneração óssea.

- **Thorat M, Pradeep AR, Pallavi B**[55] em **2011** teve como objetivo investigar a eficácia clínica e radiológica do PRF autólogo no tratamento de defeitos intra-ósseos de pacientes com periodontite crónica. Trinta e dois defeitos intra-ósseos (um local/paciente) foram tratados com PRF autólogo ou apenas com um desbridamento convencional de retalho aberto. Parâmetros clínicos como o índice de placa (IP), o índice de hemorragia do sulco (SBI), a profundidade de sondagem (PD), o nível de inserção clínica (CAL) e o nível marginal gengival (GML) foram registados no início e 9 meses após a cirurgia. Em ambos os grupos, utilizando o software de análise de imagem, o preenchimento do defeito intraósseo foi calculado em radiografias padronizadas (a partir da linha de base e 9 meses). Para todos os parâmetros clínicos e radiográficos, o grupo de teste teve um melhor desempenho do que o grupo de controlo, e a diferença foi considerada estatisticamente significativa. Além disso, a análise das imagens revelou um preenchimento ósseo significativamente maior no grupo de teste em comparação com o grupo de controlo (46,92% versus 28,66%). A redução média da DP (4,56±0,37>3,56±0,27) e o ganho de CAL no grupo de teste foram superiores aos do grupo de controlo. No grupo de teste, a PD de >4 mm tem a maior percentagem de redução da PD (68,9%) e ganho de CAL (61,6%). Na análise da distribuição de frequências, não houve mais diferenças na redução da DP em ambos os grupos, mas o ganho de CAL foi muito maior no grupo de teste do que no grupo de controlo. Dentro do limite t^he do presente estudo, verificou-se uma maior redução da DP, um maior ganho de CAL e um maior preenchimento do defeito intraósseo nos locais tratados com PRF do que apenas com o desbridamento com retalho aberto.

- **Lekovic V, Milinkovic I, Aleksic Z, Jankovic S, Stankovic P, Kenney EB et al**[56] em **2012** realizaram um estudo para avaliar 17 defeitos intra-ósseos emparelhados que foram tratados aleatoriamente com PRF ou com uma combinação de PRF-material ósseo poroso bovino (BPBM). As profundidades das bolsas pré-operatórias, os níveis de inserção e as medições ósseas trans-operatórias foram semelhantes para os grupos PRF e PRF-BPBM. As medições pós-cirúrgicas revelaram uma redução significativamente maior da profundidade de bolsa no grupo PRF-BPBM (4,47 ± 0,78 mm na vestibular e 4,29 ± 0,82 mm na lingual) quando comparado com o grupo PRF (3,35 ± 0,68 mm na vestibular e 3,24 ± 0,73 mm na lingual). O grupo PRF-BPBM apresentou um ganho de inserção significativamente maior (3,82 ± 0,78 mm na vestibular e 3,71 ± 0,75 mm na lingual) do que o grupo PRF (2,24 ± 0,73 mm na vestibular e 2,12 ± 0,68 mm na lingual). O preenchimento do defeito também foi maior no grupo PRF-BPBM (4,06 ± 0,87 mm na vestibular e 3,94 ± 0,73 mm na lingual) do que no grupo PRF (2,21 ± 0,68 mm na vestibular e 2,06 ± 0,64 mm na lingual).

- **Wu CL, Lee SS, Tsai CH, Lu KH, Zhao JH, Chang YC**[57] em **2012** realizaram umestudo para determinar os efeitos da fibrina rica em plaquetas na fixação celular, na proliferação, na Akt fosforilada, na proteína de choque térmico e na expressão da lisil oxidase em osteoblastos humanos. Foi efectuada uma colheita de sangue de dez voluntários saudáveis. A fixação e a proliferação celular foram medidas por ensaio colorimétrico com W ST-I e alamar blue na linha celular de osteoblastos humanos U20S, respetivamente. O Western blot foi utilizado para avaliar a expressão de p-Akt, da proteína de choque térmico 47 e da lisil oxidase. Verificou-se que a fibrina rica em plaquetas, por si só, estimulava a fixação das células U20S em comparação com os controlos não tratados (p < 0,05). Verificou-se que a fibrina rica em plaquetas aumentou a proliferação de osteoblastos durante um período de incubação de cinco dias (p < 0,05). Verificou-se que a fibrina rica em plaquetas aumenta a fosforilação da Akt de uma forma dependente do tempo (p < 0,05). As proteínas relacionadas com o colagénio, a proteína de choque térmico e a lisil oxidase, foram significativamente elevadas pela estimulação com fibrina rica em plaquetas, em comparação com os controlos não tratados (p < 0,05). Sugere-se que a fibrina rica em plaquetas é capaz de aumentar a fixação e a proliferação dos osteoblastos e, simultaneamente, de aumentar a produção de proteínas relacionadas com o colagénio. Estas acções combinadas promoveriam eficazmente a regeneração óssea.

- **Bajaj P, Pradeep AR, Agarwal E, Rao NS, Naik SB, Priyanka N et al**[58] em **2013** realizaram um estudo para avaliar 72 defeitos de furca de grau II mandibular foram tratados com PRF autólogo com desbridamento de retalho aberto (OFD-, 24 defeitos) ou PRP autólogo com OFD, ou OFD sozinho. Todos os parâmetros clínicos e radiográficos mostraram uma melhoria estatisticamente significativa em ambos os locais de teste (PRF com OF D e P RP com OF D) em comparação com os que foram tratados apenas com OF D. O ganho relativo do nível de fixação clínica vertical foi também maior nos locais PRF (2,87 + 0,85 mm) e PRP (2,71 + 1,04 mm) em comparação com o local de controlo (1,37 + 0,58 mm), e o ganho relativo do nível de fixação clínica horizontal foi estatisticamente maior tanto no PRF como no P RP do que no grupo de controlo.

- **Bori E, Oliví DG, Orsi IA, Garlet K, Weber B, Beltrán V et al**[59] em **2013** avaliaram os efeitos biológicos desta tecnologia em fibroblastos primários do ligamento periodontal humano. Estudaram a resposta das células do ligamento periodontal a este pool de factores de crescimento na proliferação celular, migração celular, secreção de várias biomoléculas, adesão celular e expressão da integrina u2. A proliferação e a adesão celular foram avaliadas por meio de um método baseado em fluorescência. A migração celular foi efectuada em inserções de cultura. A libertação de diferentes biomoléculas pelos fibroblastos do ligamento periodontal foi quantificada através de um ensaio de imunoabsorção enzimática. A expressão da integrina a2 foi avaliada através de Western blot. Esta tecnologia autóloga estimulou significativamente a proliferação celular, a migração, a adesão e a síntese de muitos factores de crescimento das células, incluindo o fator de crescimento endotelial vascular, a trombospondina 1, o fator de crescimento do tecido conjuntivo, o fator de crescimento dos hepatócitos e o procolagénio tipo I. A expressão da integrina a2 foi menor nas células tratadas com plasma rico em factores de crescimento em comparação com as células não estimuladas, embora não tenham sido observadas diferenças estatisticamente significativas. Este plasma rico em factores de crescimento exerce efeitos positivos nos fibroblastos do ligamento periodontal, o que pode ser positivo para a regeneração periodontal.

- **Kim TH, Kim SH, Sádor GK, Kim YD**[60] em **2014** avaliou o efeito do plasma rico em plaquetas (PRP), da fibrina rica em plaquetas (PRF) e do fator de crescimento concentrado (CGF) na cicatrização óssea. Doze coelhos foram incluídos neste estudo prospetivo, randomizado e cego. Foram criados defeitos de 15 mm^x de 10 mm de tamanho no osso parietal, preenchidos com PRP, PRF, CGF e vazio. A densidade mineral óssea e o volume ósseo foram analisados com tomografia computadorizada microscópica (micro-CT) e histo-morfometria na 6ª e 12ª semanas. Na análise por micro-CT, a densidade mineral óssea e o volume ósseo foram maiores no grupo experimental do que nos controlos, tanto na 6ª como na 12ª semana, mas não entre os grupos experimentais. Do mesmo modo, o exame histomorfométrico revelou que se registou uma maior formação óssea no grupo experimental. A adição de PRP, PRF e CGF aumentou significativamente a formação óssea à 6ª semana. O efeito do PRP, PRF e CGF foi semelhante e pode ser útil no futuro para aumentar a taxa de sucesso do enxerto ósseo.

- **Bozkurt Doǧan Ş, Öngöz Dede F, Balli U, Atalay EN, Durmuşlar MC**[61] em **2015** determinou o efeito clínico do fator de crescimento concentrado (CGF) em combinação com retalho coronalmente avançado (CAF) em comparação com CAF sozinho para o tratamento de múltiplas recessões gengivais adjacentes (GRs). Vinte pacientes com um total de 19 recessões gengivais de Classe I e II de Miller na maxila foram incluídos neste estudo. As recessões foram tratadas aleatoriamente de acordo com um desenho de boca dividida através de CAF + CGF (teste; 60 defeitos) ou CAF (controlo; 59 defeitos). Os resultados clínicos foram avaliados no início e 6 meses após a cirurgia. A cobertura média da raiz (MRC) foi de 82,06% e 86,67%, meses após a cirurgia. A Cobertura Radicular Completa (CRC) foi de 45,8% (27/59) e 56,7% (34/60) para CAF e CAF + CGF, respetivamente, no 6º mês. Estatisticamente não foi demonstrada nenhuma diferença entre os dois grupos em termos de profundidade de recessão (RD), MRC e CRC no 6º mês. O aumento da largura da gengiva queratinizada (KGW) e da espessura gengival (GT) foi estatisticamente significativo no grupo CAF + CGF em comparação com o grupo CAF ao 6º mês. O uso de FGC em combinação com FAC não proporcionou benefícios adicionais em RD, CRC e MRC. Este estudo sugeriu que o uso de FGC + FAC pode aumentar o sucesso dos GRs devido a um aumento significativo de KGW e GT.

- **Keceli HG, Kamak G, Erdemir EO, Evginer MS, Dolgun A**[62] em **2015** afirmou que a Fibrina Rica em Plaquetas (PRF) é uma preparação autóloga que tem efeitos encorajadores na cicatrização e regeneração. Este ensaio avaliou a eficácia do PRF do retalho coronalmente avançado (CAF) + enxerto de tecido conjuntivo (CTG) no tratamento da recessão de Classe I e II de Miller em comparação com o CAF + CTG. Quarenta pacientes foram tratados cirurgicamente com CAF + CTG + PRF (grupo de teste) ou CAF + CTG (grupo de controlo). Os parâmetros clínicos do índice de placa, índice gengival, recessão vertical (RV), profundidade de sondagem, nível de inserção clínica (NAC), largura do tecido queratinizado (KTW), recessão horizontal (HR), localização da junção mucogengival e espessura do tecido (TT) foram registados no início e 3 e 6 meses após a cirurgia. O recobrimento radicular (RC), o RC completo (CRC), o ganho de inserção (AG) e a alteração do tecido queratinizado (KTC) também foram calculados. No início do estudo, os valores médios de VR, HR, CAL, KTW e TT eram semelhantes. Em ambos os grupos, todos os parâmetros mostraram uma melhoria significativa após o tratamento e, exceto o TT, não foi observada qualquer diferença intergrupos aos 6 meses após a cirurgia. A quantidade de RC e AG, mas não de KTC e CRC, foi maior no grupo aplicado com PRF. A adição de PRF não melhorou os resultados do tratamento CAF + CTG, exceto o aumento do TT.

- **Suchetha A, Lakshmi P, Bhat D, Mundinamane DB, Soorya KV, Bharwani GA**[63] em **2015** avaliou e comparou a eficácia clínica e radiográfica do PRF e do PRP no tratamento de defeitos endósseos periodontais e avaliou o efeito da concentração de plaquetas na regeneração periodontal. Vinte defeitos intra-ósseos foram seleccionados e divididos em dois grupos. O Grupo I recebeu PRP e os indivíduos do Grupo II foram tratados com PRF. Foram analisadas as contagens de plaquetas no PRP e no PRF. Os parâmetros clínicos e radiológicos foram avaliados no início e aos 3, 6 e 9 meses de pós-operatório. Foi observada uma melhoria estatisticamente significativa em todos os parâmetros nos dois grupos, exceto em relação à recessão gengival. Houve uma diferença estatisticamente significativa entre a concentração de plaquetas no Grupo I e no Grupo II. A concentração de plaquetas parece ter um papel paradoxal na regeneração.

- **Temmerman A, Vandessel J, Castro A, Jacobs R, Teughels W, Pinto N, et al**[64] em **2016** investigou a influência da utilização de L-PRF como material de preenchimento de alvéolos e as suas propriedades de preservação do rebordo. Vinte e dois pacientes que necessitavam de extracções dentárias únicas bilaterais e estreitamente simétricas na maxila ou mandíbula foram incluídos num RCT de boca dividida. Os tratamentos foram distribuídos aleatoriamente (preenchimento de alvéolos com L-PRF versus cicatrização natural). As tomografias CBC foram obtidas após a extração dos dentes e três meses depois. Os exames foram avaliados por sobreposição utilizando os dados originais do Digital Imaging and Communication in Medicine (DICOM). As diferenças médias da largura da crista entre os pontos de tempo foram medidas em três níveis abaixo da crista, tanto no lado vestibular como no lado lingual (crista 1 mm (variável de resultado primário), 3 mm e 5 mm). As alterações verticais médias de altura na vestibular foram de 1,5 mm (±1,3) para os locais de controlo e 0,5 mm (±2,3) para os locais de teste ($p < 0{,}005$). No lado vestibular, os valores dos locais de controlo foram, respetivamente, -2,1 (±2,5), 0,3 mm (±0,3) ($p < 0{,}005$) e 0,1 mm (±0,0), e os valores dos locais de teste foram, respetivamente, 0,6 mm (±2,2) ($p < 0{,}005$), 0,1 mm (±0,3) e 0,0 mm (±0,1). Foram encontradas diferenças significativas ($p < 0{,}005$) para a redução da largura total entre os locais de teste (22,84%) e de controlo (51,92%) a 1 mm abaixo do nível da crista. Foram encontradas diferenças significativas para o preenchimento do alvéolo (osso mineralizado visível) entre os locais de teste (94,7%) e de controlo (63,3%). Os autores concluíram que a utilização da L-PRF como material de preenchimento do alvéolo cirúrgico é benéfica para a preservação da dimensão horizontal e vertical da crista três meses após a extração dentária.

- **Turkal AH, Demirer S, Dolgun A, Keceli HG et al**[65] em **2016** compararam os resultados obtidos com o derivado de matriz de esmalte (EMD) e EMD + fibrina rica em plaquetas (PRF) no tratamento de Defeitos Intraósseos (IBDs) em pacientes com periodontite crónica. Utilizando um desenho de boca dividida, 28 IBDs emparelhados foram aleatoriamente tratados com EMD ou EMD + PRF. As medições clínicas e radiográficas, incluindo o nível de inserção clínica (CAL), a profundidade de sondagem (PD), a recessão gengival (GR), a profundidade do defeito (DD), a largura do defeito (DW) e o ângulo do defeito (DA) foram registados na linha de base (BL) e seis meses após a terapia. Embora as medições pós-cirúrgicas tenham revelado uma redução significativa da DP e da CAL em ambos os grupos, não foi detectada qualquer diferença entre os grupos. Quando os grupos EMD e EMI) -e PRF foram comparados, o preenchimento de defeitos também não foi estatisticamente diferente - Ambas as terapêuticas resultaram numa melhoria clínica significativa no tratamento da DII. A adição de PRF não melhorou os resultados clínicos e radiográficos.

- **Shyu SS, Fu E, Shen EC**[66] em **2016** descreveram um efeito a curto prazo do enxerto de FGC seguido da colocação de implantes num defeito ósseo cístico na mandíbula. As condições de cicatrização foram monitorizadas através de 2 cirurgias relacionadas com o implante, radiografias e um exame de topografia microcomputada. Verificou-se um aumento contínuo da radiopacidade nas radiografias até 6 meses após a colocação do enxerto. O núcleo ósseo foi retirado aos 3,5 meses após o enxerto e a percentagem de volume ósseo atingiu 32,7%, analisado por topografia microcomputada. A regeneração óssea foi observada no defeito ósseo cístico enxertado apenas com FCGs.
- **Varshney S, Dwivedi A, Pandey V**[67] em **2017** avaliou as actividades antimicrobianas do plasma rico em plaquetas (PRP) e da fibrina rica em plaquetas (PRF) contra bactérias associadas à doença periodontal. Foram obtidas amostras de sangue. O PRP e a PRF foram obtidos por centrifugação. A atividade antimicrobiana do PRP e do PRF foi avaliada por cultura microbiana utilizando estirpes bacterianas de P.gingivalis e Aggregatibacter actinomycetemcomitans. O P.gingivalis e o A. actinomycetemcomitans foram inibidos pelo PRP mas não pelo PRF.O PRP é uma substância potencialmente útil na luta contra os agentes patogénicos periodontais. O PRP é uma substância potencialmente útil na luta contra os agentes patogénicos periodontais, o que pode representar uma propriedade valiosa como complemento à melhoria da regeneração dos tecidos.

- **Balaji P, Agarwal E, Rao NS, Naik SB, Pradeep AR, Kalra N, et al**[68] em **2017** teve como objetivo explorar a eficácia clínica e radiográfica do PRF autólogo versus PRF + Hidroxiapatite (HA) no tratamento de IBDs em pacientes com periodontite crónica. Noventa IBDs foram tratados com PRF autólogo com desbridamento de retalho aberto (OFD). PRF + HA com OFD, ou OFD (controlos) apenas. Parâmetros clínicos e radiológicos, incluindo a profundidade de sondagem (PD), o nível de inserção clínica (CAL), a profundidade do IBD e a percentagem de preenchimento do defeito foram registados no início e 9 meses após a cirurgia. A redução média da PD foi maior nos grupos PRF (3,90 ± 1,09 mm) e PRF + HA (4,27 ± 0,98 mm) do que no grupo de controlo (2,97 ± 0,93 mm), e o ganho médio de CAL foi maior no PRF (3,03 ± 1,16 mm) e PRF + HA (3,67 ± 1,03 mm) em comparação com os controlos (2,67 ± 1,09 mm). Além disso, foi encontrada uma percentagem significativamente maior de preenchimento ósseo médio nos grupos PRF (56,46% ± 9,26%) e PRF + HA (63,39% ± 16,52%) em comparação com os controlos (15,96% ± 13,91%). O tratamento da DII com PRF resulta em melhorias significativas dos parâmetros clínicos em comparação com a linha de base. Quando adicionado ao PRF, o HA aumenta os efeitos regenerativos observados com o PRF no tratamento de IBDs de 3 paredes.

- **Miron RJ, Fujioka-Kobayashi M, Hernandez M, Kandalam U, Zhang Y, Ghanaati S, et al**[69] em **2017** investigaram uma formulação líquida de fibrina rica em plaquetas (PRF) denominada PRF injetável (i-PRF) sem a utilização de anticoagulantes. O PRP padrão e o i-PRF (centrifugado a 700 rpm (60G) por 3 min) foram comparados quanto à liberação do fator de crescimento por até 10 dias (8 amostras de doadores). Além disso, foi investigada a biocompatibilidade dos fibroblastos às 24 horas (ensaio vivo/morto), a migração às 24 horas, a proliferação aos 1, 3 e 5 dias e a expressão de PDGF, TGF-ß e colagénio 1 aos 3 e 7 dias. A libertação de factores de crescimento demonstrou que, em geral, o PRP apresentava uma libertação precoce mais elevada de factores de crescimento, enquanto o i-PRF apresentava níveis significativamente mais elevados de libertação total a longo prazo de PDGF- AA, PDGF-AB, EGF e IGF-I após 10 dias. O PRP apresentou níveis mais elevados de TGF-ßl e VEGF aos 10 dias. Embora ambas as formulações apresentassem uma elevada biocompatibilidade e uma maior migração e proliferação de fibroblastos quando comparadas com a cultura de tecidos de controlo, o i-PRF induziu uma migração significativamente mais elevada, enquanto o PRP demonstrou uma proliferação celular significativamente mais elevada. Além disso, o i-PRF apresentou níveis de ARNm significativamente mais elevados de TGF-ß aos 7 dias, PDGF aos 3 dias e expressão de colagénio 1 aos 3 e 7 dias, quando comparado com o PRP. O i-PRF demonstrou a capacidade de libertar concentrações mais elevadas de vários factores de crescimento e induziu uma maior migração de fibroblastos e expressão de PDGF, TGF-ß e colagénio 1.

- **Cömert Kılıç S, Güngörmüş M, Parlak SN**[70] em **2017** comparou os resultados histológicos e histomorfométricos do aumento do assoalho do seio maxilar entre o fosfato tricálcico ß (ß-TCP) sozinho, o plasma rico em plaquetas puro (P-PRP) - misturado com ß-TCP e o PRF - misturado com ß-TCP. Neste ensaio clínico aleatório, as cavidades sinusais elevadas foram enxertadas com ß-TCP (grupo de controlo), ß-TCP misturado com P-PRP (grupo P-m) e ß-TCP misturado com PRF (grupo PRF). A amostra era composta por 26 pacientes: 9 indivíduos em Os indivíduos do grupo de controlo e do grupo P-PRP, e 8 indivíduos do grupo PRF. Após um período de cicatrização de 6 meses, foram colhidas biópsias de enxerto ósseo antes da colocação do implante, e os espécimes foram analisados. As principais variáveis de resultado incluíram os resultados das análises histológicas e histomorfométricas das biópsias de enxerto ósseo. Os dados foram analisados através dos testes ANOVA e Tukey HSD. As percentagens médias de novas formações ósseas foram de 33,40 ± 10,43%, 34,83 ± 10,12% e 32,03 ± 6,34% nos grupos controlo, P-PRP e PRF, respetivamente, sem diferenças significativas (P> .05). As percentagens médias da área de partículas residuais do enxerto foram de 30,39 ± 10,29%, 28,98 ± 7,94% e 32,66 ± 7,46% nos grupos de controlo, P-PRP e PRF, respetivamente, sem diferenças significativas (P> .05). As percentagens médias de área de tecido mole foram de 36,21 ± 10,59%, 36,19 ± 13,94% e 35,31 ± 10,81% nos grupos controlo, P-PRP e PRF, respetivamente, sem diferenças significativas (P> .05). As densidades médias de osteoblastos, osteoclastos, osteócitos e vasos capilares não apresentaram diferenças significativas entre os grupos, mas as células osteoprogenitoras eram mais baixas e as células inflamatórias eram mais altas no grupo PRF do que nos outros grupos. As biópsias dos grupos PPRP, PRF e controlo mostraram uma composição e distribuição semelhantes das estruturas histológicas. Estes resultados sugerem que a adição de P-PRP ou PRF ao substituto de enxerto de ß-TCP não foi benéfica para a formação e regeneração de novo osso, e que o P-PRP mais ß-TCP ou PRF mais ß-TCP não é superior ao ß-TCP isolado.

• **Otero L, Carrillo N, Calvo-Guirado JL, Villamil J, Delgado-Ruíz RA**[71] em **2017** analisaram o potencial dos meios de cultura de plasma rico em plaquetas (PRP) para induzir a diferenciação osteogénica das células estaminais do ligamento periodontal e das células estaminais da polpa dentária, em comparação com quatro outros métodos de cultura. Ambos os tipos de células foram recolhidos de 35 pacientes saudáveis e cultivados em cinco meios diferentes (meio de eagle modificado de Dulbecco (DMEM); DMEM e melatonina; DMEM e PRP; DMEM e ácido ascórbico 200 g mol; DMEM e I -ascorbato 2-fosfato 50 g mol). As células foram caracterizadas por citometria de fluxo, coloração com vermelho de alizarina, coloração com fosfatase alcalina e a expressão do colagénio tipo I (Col-I), do fator de transcrição relacionado com o runt (RUNX2), da osteoprotegerina e da osteopontina (quantificada por qRT-PCR) foi utilizada para detetar o perfil osteogénico em cada cultura. A citometria de fluxo mostrou que ambos os tipos de células estaminais eram uma mistura homogénea de células CD90(+), CD105(+), STRO-I(+), CD34 e CD45 (-). As células estaminais da polpa dentária que foram cultivadas com PRP apresentaram o melhor perfil osteogénico (RUNX2 p = 0,0002; osteoprotegerina p = 0,001). O grupo destas células estaminais que apresentou o melhor perfil osteogénico foi também cultivado com PRP (osteoprotegerina p 0,001). O meio cinco (com adição de ascorbato 2-fosfato I 50 g mol) mostrou um aumento de todos os marcadores osteogénicos para as células estaminais do ligamento periodontal após PRP, enquanto as melhores condições de cultura para a expressão osteogénica das células estaminais da polpa dentária após PRP foram no meio quatro (adição de ácido ascórbico 200 p mol). Estes resultados sugerem que a cultura em PRP induz a diferenciação osteogénica de ambos os tipos de células estaminais, modulando as vias moleculares para promover a formação óssea.

• **Gonzalez-Ocasio J, Stevens M**[72] em **2017** examinou o uso de plasma rico em plaquetas (PRP) para autotransplante de terceiros molares como uma técnica bem-sucedida para fornecer estrutura dentária imediata para manutenção do espaço e função mastigatória quando ocorre a perda prematura de um dente permanente e outras opções de restauração dentária não são indicadas. Este estudo incluiu 10 pacientes saudáveis, com idades compreendidas entre os 10 e os 17 anos, com pelo menos um terceiro molar imaturo (um a dois terços da formação da raiz) utilizado para substituir dentes extraídos não restauráveis. Onze terceiros molares foram transplantados e adaptados aos alvéolos dos dentes extraídos com a ajuda de PRP. Os dentes transplantados foram estabilizados aos dentes adjacentes com fios ortodônticos e compósito dentário durante um mês. Os pacientes foram seguidos durante um ano e a função, vitalidade do dente, desenvolvimento da raiz e saúde periodontal foram registados. Todos os 10 pacientes tinham dentes transplantados assintomáticos e funcionais, com mobilidade dentária fisiológica após a remoção do splint ao fim de um mês e ao fim de um ano. Todos os 10 pacientes apresentaram vitalidade dentária positiva (por teste de frio) aos 3, 6 e 12 meses; todos os transplantes apresentaram desenvolvimento radicular positivo (crescimento médio de 2,01 mm) confirmado e medido através de radiografias periapicais. Nenhum paciente necessitou de tratamento de canal radicular em qualquer altura do estudo. As avaliações periodontais foram efectuadas nas consultas de acompanhamento agendadas com sondagem periodontal circunferencial. A saúde periodontal foi mantida porque as profundidades de sondagem eram inferiores a 4 mm durante o acompanhamento do primeiro ano. O autotransplante de terceiros molares imaturos com PRP apresenta excelentes resultados e deve ser considerado uma opção viável para a perda prematura de molares permanentes. O PRP pode ter outras vantagens, como a promoção da raiz e o desenvolvimento neurosensorial.

- **Maeno M, Lee C, Kim DM, Da Silva J, Nagai S, Sugawara S, et al**[73] em **2017** avaliou a função de barreira das folhas epiteliais induzidas por plaquetas em superfícies de titânio. A falta de selamento epitelial peri-implantar funcional com fixação da lâmina basal (BL) na interface do implante e do epitélio adjacente permitiu a invasão bacteriana, o que pode levar à peri-implantite. Embora tenham sido comunicadas várias abordagens para combater a infeção bacteriana através de modificações da superfície do titânio, nenhuma delas foi bem sucedida numa aplicação clínica. A superfície de titânio foi modificada com Receptores de Plaquetas Humanas (PAR4-AP) e incubada com plasma rico em plaquetas (PRP). As plaquetas agregadas libertaram colagénio IV, um componente crítico da BL, na superfície de titânio modificada com PAR4AP. Em seguida, as células epiteliais gengivais humanas foram semeadas na superfície de titânio modificada e formaram folhas epiteliais. A Escherichia coli com expressão de Proteína Fluorescente Verde (GFP) foi cultivada em titânio modificado com PAR4-AP com e sem formação de folhas epiteliais. Enquanto a Escherichia coli se acumulou densamente no titânio PAR4-AP sem folha epitelial, poucas Escherichia coli foram observadas na folha epitelial na superfície PAR4-AP. Não foi observada qualquer invasão bacteriana na interface entre a folha epitelial e a superfície de titânio. Os resultados indicaram a eficácia de uma barreira epitelial induzida por plaquetas que funciona para impedir a fixação, a penetração e a invasão bacterianas no titânio modificado com PAR4-AP.

- **Patel GK, Gaekwad SS, Gujjari SK**[74] em **2017** avaliou o uso adjuvante de PRF na gestão regenerativa de defeitos intra-ósseos em comparação com o desbridamento de retalho aberto (OFD). Vinte e seis defeitos bilaterais em 13 pacientes foram randomizados como locais de PRF (grupo de teste) ou OFD sozinho (grupo de controlo). A profundidade de sondagem (PD), o nível de inserção clínica (CAL) e a PD óssea foram registados. A redução da profundidade do defeito e a percentagem de preenchimento ósseo foram avaliadas radiograficamente. Os resultados primários avaliados foram as alterações na PD, CAL e percentagem de preenchimento ósseo, e foram avaliados aos 6, 9 e 12 meses. O resultado secundário foi a avaliação da cicatrização de feridas utilizando um índice de cicatrização de feridas (WHI). O grupo PRF mostrou uma melhoria significativa nos parâmetros clínicos em comparação com o grupo de controlo aos 6, 9 e 12 meses. O grupo PRF apresentou um preenchimento ósseo de 45,18% 7,57%, o que foi estatisticamente significativo em comparação com 21,6% ± 9,3% observados no grupo de controlo no final do período de estudo. O grupo PRF também registou uma cicatrização significativa dos tecidos moles e uma redução da DP. O WHI também mostrou vantagens significativas para o grupo PRF. O uso adjuvante do PRF ao OFD convencional pode ser potencialmente utilizado no tratamento de defeitos intra-ósseos.

- **Ravi S, Malaiappan S, Varghese S, Jayakumar ND, Prakasam G**[75] em **2017** avaliou a eficácia dos factores de crescimento ricos em plaquetas (PRCJF) associados à regeneração tecidular guiada (GTR) versus apenas GTR no tratamento de defeitos intra-ósseos (IBDs) em pacientes com periodontite crónica (CP). Os pacientes com PC (n = 14) com 42 defeitos contralaterais de 2 e 3 paredes foram distribuídos aleatoriamente pelos grupos de tratamento teste (PRGF+GTR) e controlo (apenas GTR). As avaliações clínicas e radiográficas efectuadas no início e após 6 meses foram: Índice Gengival (IG), Profundidade de Sondagem (PD), Nível de Fixação Clínica (CAL), Profundidade Radiológica do Defeito e Preenchimento Ósseo. A comparação dos parâmetros medidos no início e após 6 meses mostrou uma redução média da DP de 3,37 ± 1,62 mm no grupo de controlo (P<0,001) e de 4,13 ± 1,59 mm no grupo de teste (P<0,001). Houve uma diferença significativa na alteração média do NIC (P<0,001) no grupo de controlo (5,42 ± 1,99) e no grupo de teste (5,99 ± 1,77). A variação média do IG foi de 0,89 ± 0,32 e 1,68 ± 0,58 no grupo de controlo e no grupo de teste, respetivamente, e a diferença foi estatisticamente significativa (P <0,001). Quando comparados entre os grupos, os parâmetros clínicos não apresentaram variações estatisticamente significativas. A média de preenchimento ósseo radiográfico foi de 1,06 ± 0,81 e 1,0 ± 0,97 no grupo controle e no grupo teste, respetivamente. No entanto, a diferença não foi estatisticamente significativa. O PRGF com GTR, assim como o GTR isolado, foi eficaz na melhoria dos parâmetros clínicos e radiográficos dos pacientes com PC no seguimento de 6 meses. Não houve efeito aditivo do PRGF quando usado juntamente com a GTR no tratamento das DIIs em pacientes com PC em termos de resultados clínicos e radiológicos.

- **Kanoriya D, Pradeep AR, Garg V, Singhal S**[76] em **2017** avaliou a eficácia da combinação de PRF e gel de alendronato a 1% (ALN) no tratamento de defeitos de furca de grau II mandibular em comparação com PRF e terapia de acesso isolada. Setenta e dois defeitos de furca de molares inferiores foram tratados com terapia de acesso isolada (grupo 1), terapia de acesso com PRF (grupo 2) ou terapia de acesso com PRF e 1% ALN (grupo 3). O índice de placa, o índice de sangramento do sulco modificado, a profundidade de sondagem (PD), o nível de fixação vertical relativo (RVAL) e o nível de fixação horizontal relativo (RHAL), e a profundidade do defeito intraósseo foram registados no início e 9 meses após a cirurgia. Radiograficamente, o preenchimento do defeito, avaliado em percentagem, foi avaliado no início, antes da cirurgia e 9 meses após a terapia. O grupo 3 mostrou maior redução da PD e ganho de RVAL e RHAL quando comparado com os grupos I e 2 no pós-operatório. Além disso, os sítios do grupo 3 mostraram uma porcentagem significativamente maior de preenchimento radiográfico do defeito (56,01% ± 2,64%) quando comparados ao grupo 2 (49,43% ± 3,70%) e ao grupo | (10,25% ± 3,66%) aos 9 meses. O tratamento do defeito de furca com PRF autólogo combinado com gel de ALN a 1% resulta em resultados terapêuticos significativos quando comparado com PRF e terapia de acesso isoladamente. A combinação de ALN com PRF tem potencial para a regeneração de defeitos de furca sem qualquer efeito adverso no processo de cicatrização.

- **Zhao JH, Tsai CH, Chang YC**[77] em **2017** avaliou o efeito da fibrina rica em plaquetas (PRF) no tratamento da perfuração da membrana do seio maxilar na formação óssea e no novo fornecimento vascular e o sucesso da taxa de sobrevivência dos implantes dentários. Os dados para este estudo retrospetivo consistem em pacientes que receberam aumento do seio maxilar usando a técnica da parede lateral. Um total de 16 pacientes (20 seios maxilares), os pacientes sem perfuração da membrana sinusal (10 áreas do seio maxilar com aumento do pavimento do seio) e com perfuração Schneideriana (10 áreas do seio maxilar reparadas com PRF e área do pavimento do seio aumentada) foram incluídos neste estudo. A altura óssea foi medida através da comparação das tomografias computadorizadas de feixe cônico pré-operatórias e pós-operatórias. As secções histológicas foram avaliadas para a possível vasculogénese da área dos seios aumentados. Em ambos os grupos, observou-se que a possível área dos seios maxilares aumentada pela vasculogénese aumentou. As taxas de sobrevivência dos implantes em ambos os grupos foram de cem por cento e não se observou qualquer perda óssea à volta dos implantes. Foi observado um aparente aumento da altura do osso alveolar, medido em exames de TCFC. O PRF pode ser considerado como um material alternativo para a reparação de perfurações sinusais, uma vez que é totalmente autógeno e de fácil manipulação.

• **Thorat M, Baghele O**[78] em **2017** investigou a eficácia clínica e radiológica da fibrina rica em plaquetas autóloga (PRF) no tratamento de defeitos intra-ósseos associados à periodontite agressiva localizada (LAP). Um total de 30 locais, 2 locais por indivíduo em 15 pacientes com LAP, foram tratados com a Operação de Retalho Modificado (aMFO; retalho de Kirkland) isoladamente ou combinada com PRF autóloga. As variáveis do estudo incluíram o índice de placa, o índice de hemorragia do sulco, a profundidade de sondagem (PD), o nível de inserção clínica (CAL) e o nível marginal gengival no início e 12 meses após a cirurgia. O preenchimento ósseo radiográfico (RBF) em radiografias padronizadas foi avaliado após um ano utilizando um software de análise de imagem. As melhorias na PD, CAL, e RBF nos locais de teste em comparação com os locais de controlo foram estatisticamente significativas ($P < .05$). O ganho médio de CAL e o preenchimento ósseo nos locais de teste foram de 4,0 ± 0,63 mm e 3,09 mm, respetivamente. Quase 80% dos locais tratados com PRF apresentaram 50% de preenchimento ósseo com recessão mínima do tecido marginal. A utilização de PRF melhora significativamente os resultados clínicos e radiográficos do desbridamento com retalho aberto no tratamento de defeitos intra-ósseos periodontais em pacientes afectados por LAP.

• **Pinto N, Harnish A, Cabrera C, Andrade C, Druttman T, Brizuela C**[79] em **2017** descreveu uma terapia endodôntica regenerativa inovadora usando L-PRF no canal radicular e uma extensa lesão apical em um dente imaturo com dens invaginatus e periodontite apical assintomática. Uma mulher saudável de 20 anos de idade foi encaminhada para a clínica dentária da Universidad de Los Andes, Santiago, Chile, para tratamento endodôntico no dente # 22 com desenvolvimento radicular incompleto e uma extensa lesão apical. O diagnóstico foi de periodontite apical assintomática associada a dens invaginatus tipo II. O paciente foi tratado com uma abordagem inovadora utilizando L-PRF em Procedimentos Endodônticos Regenerativos (REPS) associado a cirurgia apical. O acompanhamento foi efectuado aos 6 meses e um ano depois. Incluíram radiografias periapicais, tomografia computorizada de feixe cónico, testes de sensibilidade e de vitalidade. As avaliações clínicas efectuadas aos 6 meses e 1 ano revelaram uma ausência de sintomas. As avaliações radiográficas mostraram que a lesão apical estava resolvida. As imagens de feixe cónico indicavam que o comprimento da raiz tinha aumentado e as paredes tinham engrossado. Os testes de sensibilidade foram positivos e a fluxometria Doppler a laser mostrou um fluxo sanguíneo positivo após um ano. O sucesso dos resultados indica que a L-PRF pode ser utilizada como complemento na cirurgia apical e no REPS e pode constituir uma estratégia de tratamento alternativa inovadora para casos clínicos complexos como este.

- **Arabaci T, Albayrak M**[80] em **2018** avaliou as contribuições da fibrina rica em plaquetas (PRF) combinada com a cirurgia de retalho convencional nos níveis de factores de crescimento no fluido crevicular gengival (GCF) e na cicatrização periodontal. Vinte e seis pacientes (52 locais) com periodontite crónica foram tratados com PRF autólogo com desbridamento de retalho aberto (OFD+PRF) ou apenas com OFD. Foram analisados os níveis de factores de crescimento no GCF no início e 2, 4 e 6 semanas após a cirurgia, e foram medidos parâmetros clínicos como a profundidade de sondagem (PD), o nível de inserção clínica relativa (rCAL) e o nível da margem gengival (GML) no início e 9 meses após a cirurgia. A redução média da PD e o ganho de rCAL foram significativamente maiores nos locais OFD+PRF do que nos locais OFD. A alteração média do GML foi de -0,38 + 0,10 mm nos locais OFD e 0,11 + 0,08 mm no grupo de teste; a diferença entre os dois grupos foi estatisticamente significativa (P <0,05). Ambos os grupos demonstraram um aumento dos níveis de expressão do fator de crescimento de fibroblastos-2, do fator de crescimento transformador-ßl e do fator de crescimento derivado de plaquetas-BB às 2 semanas em comparação com a linha de base, seguido de reduções às 4 e 6 semanas. O grupo OFD+PRF apresentou níveis de fator de crescimento significativamente mais elevados em comparação com o grupo OFD às 2 e 4 semanas. A membrana PRF combinada com OFD proporciona concentrações significativamente mais elevadas de biomarcadores angiogénicos no GCF durante 2 a 4 semanas e uma melhor cicatrização periodontal em termos de locais de retalho convencional.

- **Jalaluddin M, Mahesh J, Mahesh R, Jayanti I, Faizuddin M, Kripal K, et al**[81] em **2018** avaliou o potencial regenerativo do plasma rico em plaquetas em comparação com o desbridamento com retalho aberto. Vinte defeitos infra-ósseos periodontais em 10 pacientes; 6 homens e 4 mulheres com idades entre 25-45 anos foram incluídos neste estudo e foram acompanhados por um período de 6 meses. Ambos os grupos apresentaram um índice de placa médio de 2,10 e 2,50 no início do estudo, 1,75 e 2,05 aos 3 meses, e 1,28 e 1,53 no final dos 6 meses. A redução média de 0,35 e 0,45 aos três meses e 0,82 e 0,97 aos seis meses foi alcançada, o que foi estatisticamente significativo. (P < 0.001). Quando a comparação foi feita entre os dois grupos não foi estatisticamente significativa (P < 0,05). Em cada um dos grupos, houve uma redução definitiva na pontuação da placa ao longo de um período de tempo e não houve diferença estatisticamente significativa no resultado do tratamento entre o desbridamento com retalho aberto e o PRP isolado. A aplicação de plasma rico em plaquetas é promissora e precisa de ser explorada.

- **Esmaeilnejad A, Ardakani MT, Shokri M, Khou NH, Kamani M**[82] em **2022** teve como objetivo avaliar os efeitos da fibrina avançada rica em plaquetas (A-PRF) e da fibrina rica em leucócitos e plaquetas (L-PRF) na proliferação e diferenciação das células MG-63. Atualmente, a reconstrução de defeitos ósseos com novos concentrados de plaquetas é considerada um desafio significativo em periodontia. Neste estudo in vitro, amostras de sangue de cinco voluntários saudáveis não fumadores foram colhidas e imediatamente centrifugadas, sem adição de qualquer anticoagulante, para preparar L-PRF e A-PRF. Depois de congelar os coágulos durante uma hora, estes foram esmagados e centrifugados novamente. Após a cultura de células MG-63, os efeitos das concentrações de 20%, 10%, 1% e 0,5% dos extractos de A-PRF e L-PRF na proliferação e mineralização celular foram avaliados através do ensaio de metiltiazolil tetrazólio (MTT) e da coloração com vermelho de alizarina, respetivamente. Resultados: De um modo geral, a sobrevivência e a proliferação no grupo L-PRF em ambos os intervalos de tempo foram superiores às do grupo A-PRF e aumentaram com o aumento da concentração do extrato. No entanto, no grupo A-PRF, não se registaram diferenças significativas entre as diferentes concentrações, e apenas o número de células aumentou ao longo do tempo. Ao fim de três dias, no estudo da mineralização, apenas se observou a formação de nódulos no grupo de controlo positivo (osteogénico). Em sete dias, observou-se a formação de nódulos mineralizados em todos os grupos com diferentes concentrações de A-PRF, mas não em nenhum dos grupos L-PRF. De acordo com os resultados, o L-PRF aumentou a proliferação e o A-PRF exerceu um efeito positivo na diferenciação das células MG-63.

IMPLICAÇÕES CLÍNICAS IMPLICAÇÕES GERAIS

As plaquetas desempenham um papel no mecanismo de defesa do hospedeiro no local da ferida, fornecendo péptidos de sinalização que atraem as células macrofágicas. Além disso, os concentrados de plaquetas podem conter pequenas quantidades de leucócitos que sintetizam interleucinas que estão envolvidas em reacções imunitárias não específicas. Podem também atuar contra algumas espécies bacterianas envolvidas em infecções orais. Os biomateriais são constituídos por um conjunto íntimo de citocinas, cadeias glicémicas, glicoproteínas estruturais enredadas numa rede de fibrina polimerizada. Estes componentes bioquímicos têm efeitos sinérgicos bem conhecidos nos processos de cicatrização. [38]

- Ajuda nos mecanismos de defesa.
- Guia natural da angiogénese.
- Cobertura de feridas de tecidos lesionados. [83]

NA CICATRIZAÇÃO DE FERIDAS:

As plaquetas, isoladas do sangue periférico, representam uma fonte autóloga de mais de 1.500 factores bioactivos (incluindo factores de crescimento, mensageiros do sistema imunitário e enzimas), que são vitais para a reparação dos tecidos e a cicatrização de feridas. Embora as citocinas dos leucócitos e das plaquetas desempenhem um papel importante na capacidade de cicatrização do PRF, tem sido frequentemente sugerido que é a matriz de fibrina que suporta estes elementos que é efetivamente responsável pelo seu potencial terapêutico. As chaves para a regeneração dos tecidos residem no seu potencial angiogénico, no controlo do seu sistema imunitário, no seu potencial para recrutar células estaminais circulantes e na sua capacidade para assegurar o fecho/cicatrização sem perturbações das feridas pelos tecidos epiteliais. As propriedades angiogénicas do PRF podem, portanto, ser explicadas pela estrutura tridimensional da matriz de fibrina, que contém uma série de factores de crescimento e citocinas simultaneamente incorporados na matriz, incluindo PDGF, TGF-β1, IGF e VEGF. O potencial regenerativo destas citocinas tem sido abundantemente estudado na cicatrização e regeneração de feridas tecidulares. Além disso, a matriz de fibrina estimula a expressão da integrina avb3, que permite que as células se liguem à fibrina, fibronectina e vitronectina. Este evento é de extrema importância para iniciar o processo de angiogénese e, consequentemente, a cicatrização de feridas nos tecidos.[83]

NA ANGIOGÉNESE:

Supõe-se que os concentrados de plaquetas administrados localmente aumentam a proliferação de progenitores do tecido conjuntivo para estimular a atividade dos fibroblastos e osteoblastos e melhorar a angiogénese.

Uchida et al[84] afirmaram que a angiogénese "a formação de novos vasos sanguíneos no interior da ferida" é crucial para o fornecimento de oxigénio, nutrientes e células cruciais a partir de tecidos próximos no microambiente hipóxico das feridas em cicatrização. Também afirmaram que os factores de crescimento endotelial vascular (VEGF) foram considerados responsáveis pela regulação da angiogénese na cicatrização de orifícios induzidos cirurgicamente no osso de ratos. Isto estava de acordo com resultados semelhantes obtidos por **Uchida S et al**[84] , uma vez que também observaram o papel crucial do VEGF na angiogénese durante a cicatrização de ossos longos. Num estudo prospetivo de um ano sobre a elevação do pavimento do seio maxilar com osteótomo, utilizando o material de enxerto de fibrina rica em plaquetas de Choukroun, foi claramente demonstrado que a matriz de fibrina do PRF promove diretamente a angiogénese. [85]

A fibrina, que é a forma activada de uma molécula plasmática chamada fibrinogénio, é uma molécula fibrilar solúvel e está massivamente presente não só no plasma, mas também nos grânulos alfa das plaquetas.

A fibrina desempenha um papel determinante na agregação plaquetária durante a homeostasia, transformando-se numa espécie de cola biológica capaz de consolidar o aglomerado inicial de plaquetas, constituindo assim uma parede protetora ao longo das brechas vasculares durante a coagulação. De facto, o fibrinogénio é o substrato final de todas as reacções de coagulação. [86]

Carmeliet P et al[87] afirmaram que, sendo uma proteína solúvel, o fibrinogénio é transformado em fibrina insolúvel pela trombina, enquanto o gel de fibrina polimerizado constitui a primeira matriz cicatricial do local lesionado. A matriz de fibrina também tem a propriedade de angiogénese.

EM DENTISTRIA:

- Em procedimentos de elevação do seio maxilar. [88]
- Preservação das tomadas. [89]
- Recobrimento radicular com retalho coronalmente avançado ou retalho pediculado lateral para recessões múltiplas e simples, respetivamente. [90]
- Actua como biomaterial de cicatrização e interposição. [90]
- Preenchimento da cavidade cística. [88]
- No tratamento da lesão endodôntica periodontal combinada com defeito de furca. [83]

EM CIRURGIA ORAL E MAXILOFACIAL:

O PRF, quando utilizado em alvéolos de extração, ajuda na regeneração dos tecidos através da estabilização do coágulo. Isto ajuda na cicatrização de feridas e actua como uma terapia adjuvante em doentes sob anticoagulação. Estudos demonstram que a utilização de PRF, quer unicamente quer em combinação com enxertos ósseos durante vários procedimentos de elevação do seio maxilar e também em combinação com fosfato tricálcico (beta TCP) sem enxertos ósseos, tem sido amplamente utilizada.O crescimento específico contido nos grânulos α das plaquetas (como o fator de crescimento derivado das plaquetas, o fator de crescimento transformador-β, o fator de crescimento epitelial, o fator de crescimento endotelial vascular, o fator de crescimento semelhante à insulina-I, o fator de crescimento básico dos fibroblastos e o fator de crescimento dos hepatócitos) pode promover a regeneração óssea de defeitos ósseos orais e maxilofaciais. Em alvéolos de extração largos onde o encerramento da ferida tem sido difícil, o PRF actua como uma membrana protetora e a sua elasticidade ajuda na epitelização e no encerramento adequado da ferida e na estabilização do enxerto. [59]

PRESERVAÇÃO DAS TOMADAS:

Os tampões PRF espessos ou pequenos discos de 1 cm de diâmetro podem ser facilmente inseridos nas cavidades de extração residuais. Para obter pequenos discos espessos ou tampões de PRF, úteis na proteção de locais de extração, o coágulo de PRF é colocado no cilindro da PRF Box® e comprimido lentamente com o pistão. Os pequenos discos medem 1 cm de diâmetro e são facilmente inseridos em defeitos de extração residuais para acelerar a cicatrização dos tecidos moles em procedimentos de preservação do local. O aumento ósseo imediato após a extração de um dente infetado, utilizando membranas de titânio aplicadas nas paredes do alvéolo, seguido de preenchimento do alvéolo com fibrina autóloga rica em plaquetas e encerramento primário, foi considerado exequível e seguro, tendo produzido um preenchimento ósseo adequado para suportar a fixação do implante às 8 semanas ou mais.

Formação de tampões PRF utilizando a caixa PRF

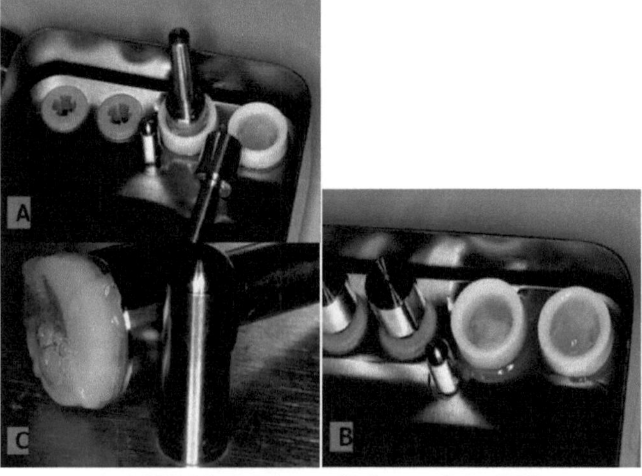

A- A PRF foi colocada em cilindros na Caixa PRF.

B- Os pistões são utilizados para comprimir suavemente o PRF.

C- A compressão resulta na formação de um tampão PRF

EM ENDODONTIA:

Em vários estudos, provou-se que o PRF actua como um material de suporte que ajuda na revitalização do dente e na regeneração da polpa, e também se provou que o PRF, juntamente com o MTA, actua como uma barreira da extremidade da raiz e induz uma cicatrização periapical mais rápida. O papel do PRF em procedimentos de pulpotomia também foi encontrado juntamente com o MTA. Também tem sido utilizado no tratamento de defeitos ósseos após cirurgias periapicais O PRF ajuda a aumentar a expressão proteica das células pulpares dentárias e a proliferação das células. As expressões de OPG e ALP são os marcadores da diferenciação odontoblástica. [91] [92]

Revitalização de dente com polpa necrótica e ápice aberto:

Os procedimentos endodônticos regenerativos são procedimentos de base biológica que lidam com a regeneração de tecido semelhante à polpa, dentina coronal danificada, como a que se segue a uma exposição cariosa ou trauma; e regeneração de raiz reabsorvida, dentina cervical ou apical. O mecanismo por trás do procedimento endodôntico de revitalização é que, apesar de o dente estar necrosado, algum tecido pulpar pode sobreviver apicalmente e, em condições favoráveis, proliferar para ajudar no processo de regeneração. O método convencional de procedimento de revitalização era feito através da indução de hemorragia no canal pulpar por meio de irritação mecânica dos tecidos periapicais. O coágulo de sangue criado actua como uma matriz para o crescimento de novos tecidos no canal pulpar. No entanto, este procedimento causa desconforto ao doente ao irritar mecanicamente os tecidos periapicais. O PRF contém plaquetas, factores de crescimento e citoquinas que podem aumentar o potencial de cicatrização dos tecidos moles e duros e pode ser recomendado em procedimentos de revitalização pulpar.

EM PERIODONTIA:

A fibrina rica em plaquetas (PRF) tem uma capacidade regenerativa inerente. É utilizada em vários procedimentos, tais como defeitos intra-ósseos, defeitos de furca, procedimentos de elevação do seio maxilar[93] e também na engenharia de tecidos. Também pode ser utilizada como um suporte em tecidos periosteais.

A utilização de Plasma Rico em Plaquetas em combinação com material de enxerto ósseo deu bons resultados na regeneração óssea e na cicatrização de tecidos moles. [10] Uma vez que a utilização do PRF é simples e muito fácil de executar, elimina o problema da ferida no local do dador. Através da infusão numa membrana reabsorvível de barreira, também pode retardar a migração epitelial. Isto proporciona uma fonte de factores de crescimento localizados que são responsáveis pela maturação do tecido duro. A combinação de PRF e enxerto ósseo apresentou resultados excepcionais em defeitos de furca periodontais e endodônticos. Por vezes, o fator de crescimento presente durante mais tempo em concentrações elevadas pode afetar o comportamento das células.

Foi realizado um estudo por **Preeja C et al**[85] , para o tratamento de defeitos de furca de grau II mandibular com fibrina rica em plaquetas e mostrou uma melhoria significativa na redução da profundidade da bolsa, ganho no nível de inserção clínica e preenchimento ósseo no grupo de teste quando comparado com os controlos.

Thorat M et al[78] investigaram a eficácia clínica e radiológica do PRF autólogo no tratamento de defeitos intra-ósseos de pacientes com periodontite crónica e relataram uma maior redução da profundidade da bolsa, um maior ganho no nível de fixação clínica e um maior preenchimento dos defeitos intra-ósseos nos locais tratados com PRF do que naqueles tratados apenas com desbridamento com retalho aberto.

Su NY et al[94] afirmaram que o PRF promove a expressão da proteína quinase regulada por sinal extracelular fosforilada (p-ERK) e a produção de osteoprotegerina (OPG) que, por sua vez, provoca a proliferação de osteoblastos.
Para obter PDGF altamente concentrado, é necessária a preparação de PRP através do sequestro e concentração de plaquetas no plasma. Vários estudos relataram a utilização do PRP no tratamento de defeitos intra-ósseos periodontais, isoladamente ou em combinação com enxertos, ou no tratamento de defeitos de furca. [36]

Um estudo efectuado por **Agarwal et al**[95] concluiu que uma combinação de PRP com DFDBA era mais eficaz do que DFDBA com soro fisiológico para gerir defeitos intra-ósseos não contidos.

Eren G e **Atilla G**[96] trataram recessões gengivais bilaterais com retalho coronalmente avançado (CAF) e enxerto de tecido conjuntivo subepitelial (SCTG) de um lado e do outro lado com retalho coronalmente avançado e PRF, o resultado do teste mostrou melhorias em todos os parâmetros, sugerindo que o CAF+ PRF é uma melhor alternativa ao CAF + SCTG.

Keglevich T et al[97] concluíram que a adição da membrana PRF, colocando-a sob o retalho coronalmente avançado modificado (MCAP), resultou num ganho adicional de espessura da mucosa, mas numa cobertura radicular inferior em comparação com o procedimento convencional.

K Anilkumar[50] afirmou que a utilização da técnica PRF + retalho posicionado lateralmente apresentou excelentes resultados na cobertura radicular nas regiões anteriores da mandíbula.

O PRF foi inicialmente utilizado na cirurgia de implantes para melhorar as propriedades de cicatrização do osso. [85]

REGENERAÇÃO PERIODONTAL:

O PRF pode ser utilizado em procedimentos regenerativos periodontais das seguintes formas: Isoladamente ou em combinação com enxertos ósseos para tratar defeitos intra-ósseos. Pode ser utilizado como uma membrana para proteger o local da cirurgia. Pode ser utilizado na regeneração óssea guiada para proteger e estabilizar o enxerto. No tratamento de defeitos de furca, melhora a cicatrização de feridas palatinas após a colheita de enxertos gengivais livres. No tratamento de lesões endo-perio combinadas. As membranas de PRF protegem o local da cirurgia e promovem a cicatrização dos tecidos moles. Os fragmentos de PRF cortados em poucos milímetros e misturados com o material do enxerto funcionarão como um conetor biológico entre os diferentes elementos do enxerto e como uma matriz que suporta a neo-angiogénese, a captação de células estaminais e a migração de células osteoprogenitoras para o centro do enxerto. A utilização conjunta de fibrina rica em plaquetas e enxerto ósseo também foi relatada para defeitos de furca combinados entre periodontia e endodontia.

Choukroun J et al[4] resumiram que a utilização de concentrado de plaquetas PRF com enxertos ósseos pode oferecer várias vantagens:

1) Proteção mecânica de materiais enxertados com membrana PRF.

2) Os fragmentos de PRF actuam como conectores biológicos entre os materiais de enxerto.

3) A rede de fibrina facilita a migração celular, a neoangiogénese, a vascularização e a sobrevivência do enxerto.

4) As citocinas plaquetárias são gradualmente libertadas à medida que a matriz de fibrina é reabsorvida.

5) Autorregulação do fenómeno inflamatório no local do enxerto, dada a presença de leucócitos e citocinas.

Na cobertura de raiz:

Dohan DM et al[38] propuseram os seguintes princípios a serem seguidos aquando da utilização de PRF para procedimentos cirúrgicos: O primeiro princípio está relacionado com as regras básicas da engenharia de tecidos: volume adequado da matriz e homogeneidade do material do núcleo. Isto significa que os clínicos devem utilizar sempre pelo menos duas ou três camadas de membranas de PRF durante a cirurgia periodontal. Este é um princípio fundamental, porque estas membranas são estruturas de fibrina finas e são rapidamente reabsorvidas no ambiente gengival, onde a vascularização é muito eficiente e, para evitar isto, devem ser utilizadas várias membranas. Além disso, as membranas PRF não são homogéneas porque os leucócitos e os agregados de plaquetas estão concentrados numa extremidade da membrana. Ao utilizar apenas uma membrana por cirurgia, o recobrimento radicular é biologicamente não homogéneo. A utilização de pelo menos duas camadas de PRF, com as membranas colocadas na direção oposta, permite que toda a superfície cirúrgica de múltiplos defeitos adjacentes do tipo recessão tenha os mesmos componentes.

O segundo princípio é um conceito periodontal clássico, por vezes designado por teoria dos domínios: para controlar a cicatrização e a remodelação, os clínicos têm de controlar a migração das diferentes famílias de tecidos no local ferido, uma vez que as primeiras células a colonizar a ferida irão orientar a organização do tecido final. Isto significa que as membranas de PRF devem estar sempre ligeiramente acima do bordo do colar gengival e, assim, posicionadas sobre as recessões acima da junção cemento-esmalte para separar e estimular a interface entre o tecido gengival e a superfície radicular em toda a altura do retalho. Nesta aplicação, o PRF é um biomaterial de cicatrização e interposição. Como material cicatrizante, estimulará o tecido conjuntivo gengival em toda a sua superfície com factores de crescimento e impregnará a superfície radicular com proteínas matriciais essenciais para a migração celular. Além disso, a própria matriz de fibrina apresenta propriedades adesivas mecânicas e funções biológicas como as colas de fibrina: mantém o retalho numa posição elevada e estável, melhora a neoangiogénese, reduz a necrose e a contração do retalho e, assim, garante um recobrimento radicular máximo. Como material de interposição, as camadas de PRF evitam a invaginação precoce do epitélio gengival. A função do PRF não é criar uma barreira forte à prova de células, mas sim impor uma barreira competitiva entre dois tecidos diferentes, o epitélio e os tecidos conjuntivos.

Flowchart 1 : Advantages of PRF in Root-Coverage Procedures

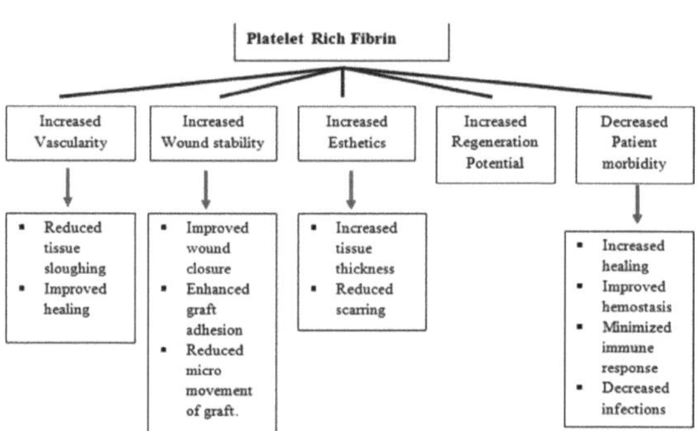

EM IMPLANTOLOGIA:

A implantologia tem sido objeto de extensa investigação em termos básicos e clínicos. Num esforço para melhorar e acelerar a cicatrização dos tecidos duros e moles na colocação imediata de implantes, têm sido tradicionalmente utilizados substitutos, incluindo factores de crescimento e biomateriais. Foram também introduzidas membranas para separar os tecidos. Investigações recentes indicam claramente que a L-FRP (fibrina rica em leucócitos e plaquetas, uma segunda geração de concentrados de plaquetas) melhora significativamente a cicatrização de feridas em tecidos moles e duros. [98]

Para obter melhores resultados estéticos e funcionais na técnica de colocação imediata de implantes, a utilização de L-PRF é benéfica no local da osteotomia. [99] [100]

O PRF consiste numa matriz de fibrina autóloga rica em leucócitos e plaquetas, composta por uma estrutura tetra molecular, com citocinas, plaquetas e células estaminais no seu interior, que actua como um suporte biodegradável, favorece o desenvolvimento de microvascularização e é capaz de guiar a migração de células epiteliais para a sua superfície. Alguns estudos têm demonstrado que o PRF é um biomaterial cicatrizante com grande potencial de regeneração óssea e de tecidos moles, sem reacções inflamatórias, que pode ser utilizado isoladamente ou em combinação com enxertos ósseos, promovendo a hemostase, o crescimento e a maturação óssea. [101]

Puri L et al[102] efectuaram um estudo para avaliar a eficácia clínica do L-PRF na colocação imediata de implantes na região estética anterior, juntamente com carga protética imediata. A utilização de PRF para a manutenção da crista óssea e dos tecidos moles nos locais dos implantes proporcionou uma condição clínica adequada para uma melhor estética associada à colocação imediata de implantes.

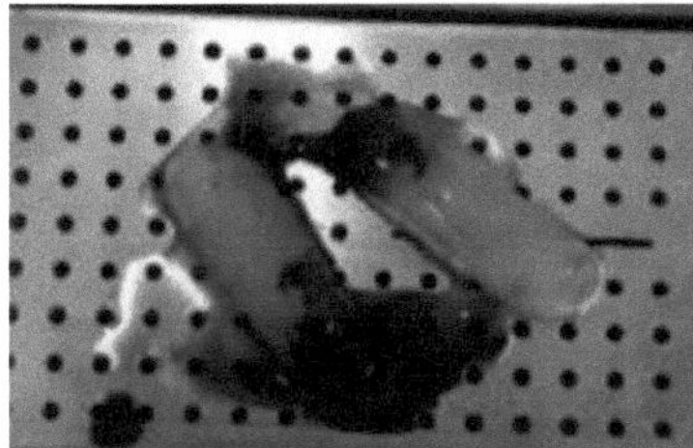

Preparação da membrana L-PRF

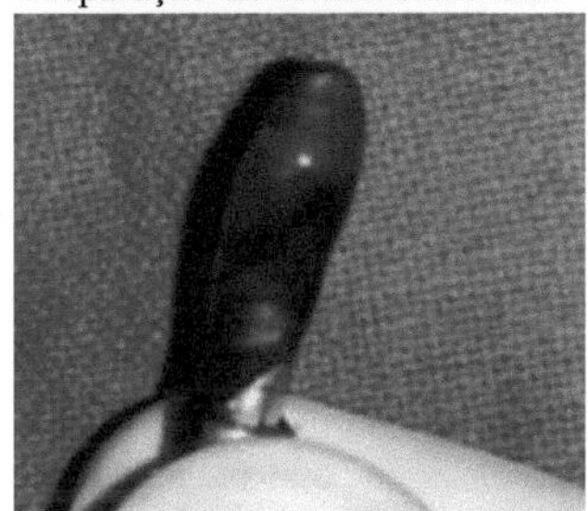

Implante revestido a gel PRF

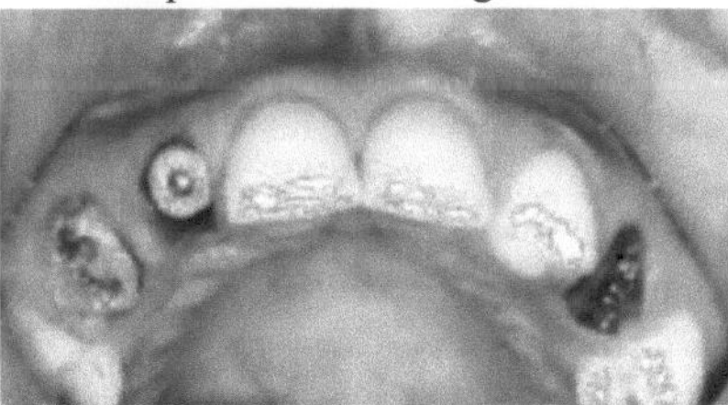

Colocação final do implante

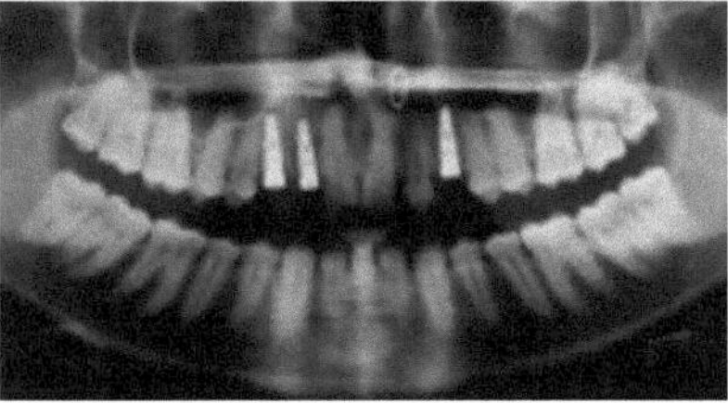

OPG pós-operatório

Os resultados do seguimento de 12 meses deste estudo mostraram que o período de cicatrização decorreu sem problemas e não foram registados sinais de mobilidade do implante ou de infeção peri-implantar durante o período de avaliação. O hardware de implantes melhorado, juntamente com a procura dos pacientes, mudou o foco da investigação para um tempo de cicatrização pós-extração mais curto ou para a colocação imediata de implantes após a extração. A redução do número de intervenções cirúrgicas, um tempo de tratamento mais curto, um posicionamento tridimensional ideal do implante, a preservação presumível do osso alveolar no lado da extração do dente e a estética dos tecidos moles têm sido apontados como as potenciais vantagens da abordagem de tratamento de colocação imediata do implante. Isto está relacionado com as reacções biológicas do osso e dos tecidos moles ao trauma cirúrgico. Considerando que as modificações dos tecidos duros e moles podem causar preocupações estéticas e biológicas, o planeamento de um protocolo que melhore a manutenção dos tecidos peri-implantares constitui a melhor abordagem para um procedimento de colocação de implantes pós-extractivos imediatos Foram introduzidas e estão atualmente em desenvolvimento abordagens clínicas modernas que tentam minimizar a alteração dos tecidos após a extração dentária, permitindo simultaneamente a osseointegração dos implantes em posições de restauração apropriadas para uma função e estética adequadas.

BENEFÍCIOS DA UTILIZAÇÃO DO PRF NA REGENERAÇÃO PERIODONTAL:

A fibrina rica em plaquetas é um concentrado de plaquetas de segunda geração que pode melhorar a cicatrização de tecidos moles e duros. O PRF também contém trombina fisiologicamente disponível que resulta na polimerização lenta do fibrinogénio em fibrina, o que resulta numa arquitetura fisiológica que é favorável à cicatrização de feridas. As citocinas que estão presentes nos concentrados de plaquetas desempenham um papel importante na cicatrização de feridas,
Nas células da polpa humana, a estimulação da diferenciação osteogénica é feita pelo PRF, que também liberta factores de crescimento, ajudando assim na regeneração periodontal. [85] [103]

A configuração estrutural do PRF no que respeita à incorporação de citocinas nas malhas de fibrina é diferente da presente no PRP. A polimerização natural do PRF resulta numa maior incorporação das citocinas circulantes nas malhas de fibrina (citocinas intrínsecas). Estas citocinas intrínsecas terão um tempo de vida aumentado e serão libertadas e utilizadas apenas na altura da remodelação inicial da matriz cicatricial, o que cria um efeito a longo prazo. No PRP e noutros adesivos de fibrina, a presença de aditivos artificiais, como a trombina bovina e o cloreto de cálcio, resulta numa polimerização súbita da fibrina, causando a perda de sinergia entre as citocinas e a fibrina, com uma eliminação fisiológica mais rápida destas citocinas.
A organização tridimensional de uma rede de fibrina no PRF e no PRP afecta as propriedades biológicas e mecânicas destes concentrados de plaquetas durante a gelificação destas estruturas de fibrina. As fibrilhas de fibrina podem ser montadas de duas formas: junções bilaterais ou junções equilaterais. No PRP, existem junções bilaterais com fortes concentrações de trombina que permitem o espessamento do polímero de fibrina com uma rede rígida, resultando num aprisionamento deficiente de citocinas e na migração celular. No entanto, no PRF, estão presentes junções equilaterais com uma concentração fraca de trombina, formando uma rede de fibrina fina e flexível, de natureza mais elástica, que

favorece o aprisionamento de citocinas e a migração celular. Todos estes parâmetros comparativos fazem do PRF um biomaterial de cicatrização melhor do que o PRP e outros adesivos de fibrina. Outra vantagem adicional do PRF é a presença de uma rede de fibrina natural no PRF, que protege os factores de crescimento da proteólise. O PRF também favorece o desenvolvimento da microvascularização, conduzindo a uma migração celular mais eficiente.

PROVAS DO PAPEL DA PRF NA ENGENHARIA DE TECIDOS:

Os grânulos a presentes nas plaquetas contêm factores de crescimento como o Fator de Crescimento Derivado das Plaquetas (PDGF), o Fator de Crescimento Transformador-ß (TGF-ß), o Fator de Crescimento Endotelial Vascular (VEGF) e o Fator de Crescimento Epidérmico (EGF). O Fator de Crescimento Derivado das Plaquetas (PDGF) tem um papel importante na regeneração periodontal e na cicatrização de feridas. O recetor do PDGF está presente na gengiva, no ligamento periodontal e no cemento e ativa os fibroblastos e os osteoblastos, promovendo a síntese proteica. [104]

O PRF promove a angiogénese porque tem um baixo nível de trombina, ideal para a migração de células endoteliais e fibroblastos. O PRF retém as células estaminais circulantes devido à sua estrutura de fibrina única. Esta propriedade do PRF tem aplicação na cicatrização de grandes defeitos ósseos em que se verifica a migração de células estaminais que se diferenciam no fenótipo osteoblástico. O PRF também ajuda a facilitar a adesão e a disseminação de células, regula a expressão genética de factores de crescimento, receptores de factores de crescimento, proteínas e determina o resultado da resposta de uma célula a factores de crescimento devido à presença de colagénio, fibronectina, elastina, outras proteínas não colagénicas e proteoglicanos na matriz extracelular do PRF. A utilização de PRF como um suporte de engenharia de tecidos foi investigada por muitos investigadores nos últimos anos. Num estudo realizado por **Lin NH et al**[105] , foi referido que o PRF parece ser superior ao colagénio como suporte para a proliferação de células periosteais humanas e que as membranas de PRF podem ser utilizadas para o cultivo in vitro de células periosteais para a engenharia de tecidos ósseos. O PRF tem funções imunitárias, como a quimiotaxia, uma vez que os leucócitos presentes no PRF desgranulam durante a ativação e libertam citocinas como IL-I. IL-4, IL-6 e TNF-a. O PRF também contém citocinas anti-inflamatórias, como a IL-4, o que requer mais investigação. Assim, o PRF é uma ferramenta potencial na engenharia de tecidos, mas os aspectos clínicos do PRF neste domínio requerem mais investigação.

Aplicações clínicas extra-orais:

A utilização de PRF em periodontologia e cirurgia oral e maxilofacial tem sido amplamente descrita.

- Para aumentar a reparação do tendão de Aquiles.
- A PRFM pode proporcionar uma diminuição significativa a longo prazo dos sulcos nasolabiais profundos.

- Aplicação em cirurgia plástica facial.
- Dobras nasolabiais.
- Volumização facial.
- Cicatrizes de acne.
- Rinoplastia.
- Lipoestrutura estética facial.
- Transferência autóloga de gordura.
- Cicatriz de depressão.
- Aumento dérmico.

Cicatrização de úlceras graves que não cicatrizam nas extremidades inferiores. Reparação de defeitos da cartilagem articular.

PRECAUÇÃO: Para uma preparação bem sucedida do PRF, é absolutamente essencial uma colheita de sangue rápida e uma centrifugação imediata antes do início da cascata de coagulação. O manuseamento rápido é a chave para obter um coágulo de PRF clinicamente utilizável.

MODO DE ACÇÃO:

No início, o fibrinogénio concentra-se na parte superior do tubo antes de a trombina o transformar em fibrina. Devido à falta de um anticoagulante, o sangue coagula assim que entra em contacto com a superfície do vidro. O contacto com a superfície é necessário para ativar o processo de polimerização do coágulo. Neste sentido, o PRF só pode ser obtido em tubos de vidro secos ou em tubos de plástico revestidos a vidro. Além disso, as partículas de sílica não representam um risco de citotoxicidade em comparação com, por exemplo, a trombina bovina utilizada para a preparação do PRP. Por fim, as plaquetas parecem ficar muito presas nas malhas. Em procedimentos cirúrgicos. O PRF poderia servir como uma membrana reabsorvível para a Regeneração Óssea Guiada (ROG), impedindo a migração de células não desejáveis para a deteção óssea e proporcionando um espaço que permite a imigração de células osteogénicas e angiogénicas e permite a mineralização do coágulo sanguíneo subjacente. No entanto, uma membrana de PRF normal tem uma degradação rápida (1-2 semanas), mas se as fibras forem reticuladas, poderá ser resistente à degradação enzimática e poderá ser mais estável durante o período de cicatrização. Foram propostos vários factores antimicrobianos, incluindo proteínas antimicrobianas plaquetárias e péptidos da defesa imunitária inata, ou componentes dos grânulos a- plaquetários, como o complemento e as proteínas de ligação ao complemento. A atividade antimicrobiana das plaquetas pode ser devida à interação direta das plaquetas com os microrganismos e à participação da citotoxicidade celular dependente de anticorpos e dos glóbulos brancos na morte bacteriana direta. O fraco efeito antimicrobiano do PRF foi atribuído ao facto de se ter formado uma rede de fibrina no PRF, que adsorveu estes agentes e, por conseguinte, exerceu um efeito mínimo na inibição do crescimento deste microrganismo.

RESUMO E CONCLUSÃO

PAPEL NA CURA DE FERIDAS - Embora o PRF pertença a uma nova geração de concentrados de plaquetas, a atividade biológica da molécula de fibrina é, por si só, suficiente para explicar a capacidade cicatricial significativa do PRF. O modo de polimerização lenta confere à membrana de PRF uma arquitetura fisiológica particularmente favorável para apoiar o processo de cicatrização.

PAPEL NA ANGIOGENESE - Estão envolvidos no processo de angiogénese diversos factores de crescimento, muitos dos quais são segregados pelas plaquetas. Dado o papel crítico da angiogénese na modulação da cicatrização de feridas e considerando que os factores derivados das plaquetas são críticos para a ativação e estabilização vascular, é tentador especular se alguma das formulações derivadas das plaquetas atualmente utilizadas na medicina regenerativa estimula a angiogénese.

PAPEL NA MEDICINA DENTÁRIA-

O PRF tem uma vasta gama de aplicações em várias especialidades da medicina, com relatos de eficácia não só na cirurgia oral e maxilofacial e na periodontologia. Nos últimos tempos, tem sido efectuada muita investigação sobre o PRF e foram relatados numerosos casos relacionados com a utilização de coágulos e membranas de PRF. A maior parte da investigação tem-se concentrado na utilização de PRF em cirurgia oral para aumento ósseo, elevação do seio maxilar, alvéolos de avulsão, etc., e em periodontia para corrigir defeitos intra-ósseos, recessão gengival, regeneração óssea guiada, lesões periapicais, etc. Também tem sido utilizado para regeneração em ápices abertos, pulpotomias regenerativas, cirurgias periapicais, etc. A utilização e popularidade do PRF e a sua aceitação universal são o resultado da sua eficácia, segurança e relação custo-eficácia. A vantagem do PRF em relação a outros factores de crescimento é que contém factores de crescimento nativos nas suas proporções naturais numa forma concentrada. Além disso, o PRF contém vitronectina, fibronectina e fibrina em níveis adequados, que são moléculas de adesão celular essenciais para a migração celular, o crescimento capilar e a deposição óssea. É seguro porque é derivado do sangue dos próprios doentes e tem sido aplicado sem reacções adversas graves. O PRF actua através de receptores transmembranares e vias de sinalização intracitoplasmática, tal como todas as outras preparações de factores de crescimento. Os estudos clínicos também confirmam que o PRF pode ser considerado um biomaterial cicatrizante, uma vez que possui todos os parâmetros necessários para permitir uma cicatrização óptima das feridas. Estes consistem numa matriz de fibrina polimerizada numa estrutura tetramolecular, na incorporação de plaquetas, leucócitos e citocinas e na presença de células estaminais circulantes. Apesar de as citocinas retidas no PRF serem gradualmente libertadas e capazes de acelerar o fenómeno celular, a estrutura da rede de fibrina é o elemento-chave de todos os processos de cicatrização melhorados do PRF. Assim, o PRF pode ser considerado um biomaterial cicatrizante, com inúmeras aplicações intra-orais e extra-orais. O PRF pode ser utilizado para todos os tipos de cicatrização cutânea e mucosa superficial. Uma vez que é obtido a partir de uma amostra de sangue autólogo, a quantidade de PRF produzida é baixa e apenas um volume limitado pode ser utilizado. Este facto limita a utilização do PRF, tal como na cirurgia geral. No entanto, a maioria dos estudos com PRF mostrou apenas resultados a curto prazo. São necessários mais ensaios clínicos controlados com resultados a longo prazo para adquirir um conhecimento mais profundo sobre a eficácia e credibilidade deste biomaterial a longo prazo e para otimizar a sua utilização em procedimentos diários. Para além dos ensaios clínicos, são também necessários estudos histopatológicos para conhecer a natureza do tecido recém-formado no defeito e para compreender melhor a biologia, a eficácia e o modo de ação do PRF.

REFERÊNCIAS

1. **Bartold PM.** Estilo de vida e periodontite: A emergência da periodontia personalizada. Periodontol 2000. 2018; 78(1): 7-11.

2. **Taba J, Jin Q, Sugai J V, Giannobile WV**. Conceitos actuais em bioengenharia periodontal. Orthod Craniofacial Res. 2005; 8(4): 292-302.

3. **Takata T**. Conceitos de cicatrização de feridas orais em periodontologia. Curr Opin Periodontol. 1994; 1: 119-27.

4. **Choukroun J, Diss A, Simonpieri A, Girard MO, Schoeffler C, Dohan SL**. Fibrina rica em plaquetas (PRF): Um concentrado de plaquetas de segunda geração. Parte V: Avaliações histológicas dos efeitos da PRF na maturação do aloenxerto ósseo no levantamento do seio maxilar. Oral Surgery, Oral Med Oral Pathol Oral Radiol Endod. 2006; 101(3): 299-303.

5. **Gassling V, Douglas T, Warnke PH, Açil Y, Wiltfang J, Becker ST**. Membranas de fibrina ricas em plaquetas como suportes para a engenharia de tecidos periosteais. Clin Oral Implants Res. 2010; 21(5): 543-49.

6. **Saini K, Sheokand V, Chopra P**. Viagem dos concentrados de plaquetas: Uma revisão. Biomed & Pharmacol J. 2021; 13 (1): 185-91.

7. **Dohan Ehrenfest DM, Andia I, Zumstein MA, Zhang CQ, Pinto NR, Bielecki T**. Classificação dos concentrados de plaquetas (Plasma Rico em Plaquetas-PRP, fibrina rica em plaquetas- PRF) para uso tópico e infiltrativo em medicina ortopédica e desportiva: Consenso atual, implicações clínicas e perspectivas. Muscles Ligaments Tendons J. 2014; 4(1): 3-9.

8. **Ding Z, Tan Y, Peng Q, Zuo J, Li N.** Experimente o PMC Labs e diga-nos o que pensa. Saiba mais . Novas aplicações de concentrados de plaquetas na regeneração de tecidos (Revisão). 2021;21(3):1-20.

9. **Korkusuz F.** Tribute to Dr. Marshall Urist: musculoskeletal growth factors: editorial comment. Clin Orthop Relat Res. 2009;467(12):3047-48.

10. **Agrawal AA.** Evolução, estado atual e avanços na aplicação de concentrado de plaquetas em periodontia e implantologia. World J Clin Cases. 2017;5(5):159.

11. **Stanimirov, Mitev e Ishkitiev.** Produtos derivados de plaquetas e células estaminais do ligamento periodontal. Sci Med Central. 2015;2(1):1-7.

12. **Knighton DR, Hunt TK, Thakral KK, Goodson WH**. Role of platelets and fibrin in the healing sequence. Um estudo in vivo da angiogénese e da síntese de colagénio. Ann Surg. 1982;196(4):379-88.

13. **Whitman DH, Berry RL, Green DM.** Gel de plaquetas: Uma alternativa autóloga à cola de fibrina com aplicações na cirurgia oral e maxilofacial. J Oral Maxillofac Surg. 1997;55(11):1294-99.

14. **Cham LB, Sembene PM, Bah PO, Ceesay M, Joof E, Kebbeh A, et al**. Qualitative Detection of Proviral-DNA of HIV-1 in Infants to Determine the Efficacy of Antiretroviral Therapy in the Prevention of Vertical Transmission of HIV-1 in The Gambia [Deteção qualitativa do ADN pró-viral do VIH-1 em bebés para determinar a eficácia da terapia

antirretroviral na prevenção da transmissão vertical do VIH-1 na Gâmbia]. World J AIDS. 2016;06(04):169-77.

15. **Biol YJ, Mar M, Lacci KM, Dardik A**. Experimente o PMC Labs e diga-nos o que pensa

. Saiba mais . Plasma rico em plaquetas: apoio à sua utilização na cicatrização de feridas Mecanismo de ação do plasma rico em plaquetas Papel do PRP no tratamento de doentes, para além das modalidades padrão. 2021;83(1):1-9.

16. **Ledent E, Wasteson, Berlin G.** Libertação do fator de crescimento durante a preparação e armazenamento de concentrados de plaquetas. Vox Sang. 1995;68(4):205-9.

17. **Okuda J, Fujii T, Ohtake H, Tsukiura T, Tanji K, Suzuki K, et al**. Thinking of the future and past: Os papéis do pólo frontal e dos lobos temporais mediais. Neuroimage. 2003;19(4):1369-80.

18. **Forbes K, Westwood M.** Maternal growth fator regulation of human placental development and fetal growth. J Endocrinol. 2010;207(1):1-16.

19. **Maloney JP, Silliman CC, Ambruso DR, Wang J, Tuder RM, Voelkel NF**. Libertação in vitro do fator de crescimento endotelial vascular durante a agregação plaquetária. Am J Physiol
- Hear Circ Physiol. 1998;275(3 44-3):9724313.

20. **Marx RE, Carlson ER, Eichstaedt RM, Schimmele SR, Strauss JE, Georgeff KR.** Plasma rico em plaquetas: Aumento do fator de crescimento para enxertos ósseos. Oral Surg Oral Med Oral Pathol Oral Radiol Endod. 1998;85(6):638-46.

21. **Kassolis JD, Rosen PS, Reynolds MA**. Aumento do rebordo alveolar e do seio utilizando plasma rico em plaquetas em combinação com aloenxerto ósseo liofilizado: Série de Casos. J Periodontol. 2000;71(10):1654-61.

22. **Sanchez R.** Integrando a teoria dos custos de transação e a teoria das opções reais. Manag Decis Econ. 2003;24(4):267-82.

23. **Marx FP, Holzmann C, Strauss KM, Li L, Eberhardt O, Gerhardt E, et al.** Identificação e caraterização funcional de uma nova mutação R621C no gene da sinfilina-1 na doença de Parkinson. Hum Mol Genet. 2003;12(11):1223-31.

24. **Camargo PM, Lekovic V, Weinlaender M, Vasilic N, Madzarevic M, Kenney EB, et** al. Plasma rico em plaquetas e mineral ósseo poroso bovino combinados com regeneração tecidual guiada no tratamento de defeitos intra-ósseos em humanos. J Periodontal Res. 2002;75(4):1668-77.

25. **Bielecki T, M. Dohan Ehrenfest D, A. Everts P, Wiczkowski A.** The Role of Leukocytes from L-PRP/L-PRF in Wound Healing and Immune Defense: New Perspectives. Curr Pharm Biotechnol. 2012;13(7):1153-62.

26. **Sohn W, Heller KE, Burt BA**. Consumo de fluidos relacionado com o clima entre as crianças nos Estados Unidos. J Public Health Dent. 2001;61(2):99-106.

27. **Mishra A, Harmon K, Woodall J, Vieira A**. Sports Medicine Applications of Platelet Rich Plasma. Curr Pharm Biotechnol. 2012;13(7):1185-95.

28. **Tunali M, Özdemir H, Küçükodaci Z, Akman S, Firatli E.** Avaliação in vivo da fibrina rica em plaquetas preparada com titânio (T-PRF): Um novo concentrado de plaquetas.

Br J Oral Maxillofac Surg. 2013;51(5):438-43.

29. **Ghanaati S, Booms P, Orlowska A, Kubesch A, Lorenz J, Rutkowski J, et al.** Fibrina avançada rica em plaquetas: um novo conceito para a engenharia de tecidos com base em células através de células inflamatórias. J Oral Implantol. 2014;40(6): 679-89.

30. **Almeida Barros Mourão CF De, Valiense H, Melo ER, Freitas Mourão NBM, Maia MDC**. Obtenção da fibrina rica em plaquetas injetáveis (I-PRF) e sua polimerização com enxerto ósseo: Nota técnica. Rev Col Bras Cir. 2015;42(6):421-23.

31. **Bizzozero G**. Su di un nuovo elemento morfologico del sangue dei mammiferi e sulla sua importanza nella trombosi e nella coagualazione. Osserv Gazz Clin. 1881;1:1-4.

32. **Sharda A, Flaumenhaft R**. O ciclo de vida dos grânulos de plaquetas. F1000Res. 2018;7(236):1-12.

33. **CharrierJ-B, Monteil JP, Albert S, Collon S, Bobin S, Dohan Ehrenfest DM.** Relevância da fibrina rica em plaquetas de Choukroun (PRF) e do retalho SMAS na reconstrução primária após parotidectomia superficial ou subtotal em pacientes com adenoma pleiomórfico focal: uma nova técnica. Rev Laryngol Otol Rhinol. 2008;129(4- 5):313-18.

34. **Sunitha Raja V, Munirathnam Naidu E**. Fibrina rica em plaquetas: Evolução de um concentrado de plaquetas de segunda geração. Indian J Dent Res. 2008;19(1):42-6.

35. **Arunachalam M, Pulikkotil SJ, Sonia N.** Fibrina rica em plaquetas na regeneração periodontal. Open Dent J. 2016;10(1):174-81.

36. **Del Fabbro M, Bortolin M, Taschieri S, Weinstein R**. O concentrado de plaquetas é vantajoso para o tratamento cirúrgico das doenças periodontais? Uma Revisão Sistemática e Meta-Análise. J Periodontol. 2011;82(8):1100-11.

37. **Prakash S, Thakur A, Prakash S.** Experimente o PMC Labs e diga-nos o que pensa . Saiba mais . Concentrados de plaquetas : Passado, Presente e Futuro Selantes de Fibrina (FS). 2021;10(1):45-9.

38. **Dohan DM, Choukroun J, Diss A, Dohan SL, Dohan AJJ, Mouhyi J, et al**. Fibrina rica em plaquetas (PRF): Um concentrado de plaquetas de segunda geração. Parte II: Características biológicas relacionadas com as plaquetas. Oral Surg Oral Med Oral Pathol Oral Radiol Endod. 2006;101(3).

39. **Kobayashi E, Flückiger L, Fujioka- M, Sawada K, Sculean A, Schaller B, et al.** Libertação comparativa de factores de crescimento do PRP, PRF e PRF avançado. Clin Oral Inves. 2016;20(9):2353-60.

40. **Pieri F, Lucarelli E, Corinaldesi G, Iezzi G, Piattelli A, Giardino R, et al.** As células estaminais mesenquimais e o plasma rico em plaquetas melhoram a formação óssea em enxertos sinusais: Um estudo histomorfométrico em minipigs. J Clin Periodontol. 2008;35(6):539-46.

41. **Nagata MJH, Melo LGN, Messora MR, Bomfim SRM, Fucini SE, Garcia VG, et al. Efeito do plasma rico em plaquetas na cicatrização óssea de enxertos ósseos autógenos em defeitos de tamanho crítico. J Clin Periodontol. 2009;36(9):775-83.**

42. **Chen X, Wang J, Yu L, Zhou J, Zheng D, Zhang B**. Efeito do Fator de Crescimento Concentrado (CGF) na Promoção da Osteogénese em Células Estromais da Medula Óssea (BMSC) in vivo. Sci Rep. 2018;8(1):1-20.

43. **Marx RE**. Plasma rico em plaquetas (PRP): O que é PRP e o que não é PRP? O que é o PRP? O que é o PRP em relação aos factores de crescimento recombinantes? Implant Dent. 2001;10(4):225-28.

44. **Sammartino G, Tia M, Marenzi G, Espedito Di Lauro A, D'Agostino E, Claudio PP.** Utilização de Plasma Rico em Plaquetas (PRP) autólogo no tratamento de defeitos periodontais após extração de terceiros molares inferiores impactados. J Oral Maxillofac Surg. 2005;63(6):766-70.

45. **Christgau M, Moder D, Wagner J, Gläßl M, Hiller KA, Wenzel A, et al.** Influência do concentrado de plaquetas autólogo na cicatrização de defeitos intra-ósseos após terapia de regeneração de tecidos guiada: Um estudo clínico prospetivo randomizado de boca dividida. J Clin Periodontol. 2006;33(12):908-21.

46. **El-Sharkawy H, Kantarci A, Deady J, Hasturk H, Liu H, Alshahat M, et al**. Platelet-Rich Plasma: Growth Factors and Pro- and Anti-Inflammatory Properties (Factores de crescimento e propriedades pró e anti-inflamatórias). J Periodontol. 2007;78(4):661-69.

47. **Döri F, Huszár T, Nikolidakis D, Arweiler NB, Gera I, Sculean A**. Effect of platelet-rich plasma on the healing of intra-bony defects treated with a natural bone mineral and a collagen membrane. J Clin Periodontol. 2007;34(3):254-61.

48. **Keceli HG, Sengun D, Berberoğlu A, Karabulut E**. Utilização de gel de plaquetas com enxertos de tecido conjuntivo para cobertura radicular: Um estudo randomizado e controlado. J Clin Periodontol. 2008;35(3):255-62.

49. **Aroca S, Keglevich T, Barbieri B, Gera I, Etienne D**. Avaliação clínica de um retalho coronalmente avançado modificado isolado ou em combinação com uma membrana de fibrina rica em plaquetas para o tratamento de recessões gengivais múltiplas adjacentes: Um estudo de 6 meses. J Periodontol. 2009;80(2):244-52.

50. **Anilkumar K, Geetha A, Umasudhakar, Ramakrishnan T, Vijayalakshmi R, Pameela**

E. Fibrina rica em plaquetas: Uma nova abordagem de recobrimento radicular. J Indian Soc Periodontol. 2009;13(1):50.

51. **Torres J, Tamimi F, Martinez PP, Alkhraisat MH, Linares R, Hernández G, et al.** Effect of platelet-rich plasma on sinus lifting: Um ensaio clínico aleatório e controlado. J Clin Periodontol. 2009;36(8):677-87.

52. **Pradeep AR, Pai S, Garg G, Devi P, Shetty SK.** Um ensaio clínico randomizado de plasma rico em plaquetas autólogo no tratamento de defeitos de furca de grau II mandibular. J Clin Periodontol. 2009;36(7):581-88.

53. **Sharma A, Pradeep AR.** Fibrina rica em plaquetas autóloga no tratamento de defeitos de furca de grau II da mandíbula: Um ensaio clínico aleatório. J Periodontol. 2011;82(10):1396–403.

54. **Sharma A, Pradeep AR**. Tratamento de Defeitos Intra-ósseos de 3 Paredes em Pacientes com Periodontite Crónica com Fibrina Rica em Plaquetas Autóloga: Um ensaio clínico controlado e aleatório. J Periodontol. 2011;82(12):1705-12.

55. **Thorat M, Pradeep AR, Pallavi B**. Efeito clínico da fibrina autóloga rica em plaquetas no tratamento de defeitos intra-ósseos: Um ensaio clínico controlado. J Clin Periodontol.

2011;38(10):925-32.

56. **Lekovic V, Milinkovic I, Aleksic Z, Jankovic S, Stankovic P, Kenney EB, et al.** Fibrina rica em plaquetas e mineral ósseo poroso bovino vs. fibrina rica em plaquetas no tratamento de defeitos periodontais intra-ósseos. J Periodontal Res. 2012;47(4):409-17.

57. **Wu CL, Lee SS, Tsai CH, Lu KH, Zhao JH, Chang YC**. A fibrina rica em plaquetas aumenta a ligação celular, a proliferação e a expressão de proteínas relacionadas com o colagénio de osteoblastos humanos. Aust Dent J. 2012;57(2):207-12.

58. **Bajaj P, Pradeep AR, Agarwal E, Rao NS, Naik SB, Priyanka N, et al**. Avaliação comparativa da fibrina autóloga rica em plaquetas e do plasma rico em plaquetas no tratamento de defeitos de furca de grau II da mandíbula: Um ensaio clínico controlado e aleatório. J Periodontal Res. 2013;48(5):573-81.

59. **Borie E, Oliví DG, Orsi IA, Garlet K, Weber B, Beltrán V**. Experimente o PMC Labs e diga-nos o que pensa . Saiba mais . Aplicação de fibrina rica em plaquetas em odontologia: uma revisão da literatura. 2021;8(5):7922-29.

60. **Kim TH, Kim SH, Sádor GK, Kim YD**. Comparação de plasma rico em plaquetas (PRP), fibrina rica em plaquetas (PRF) e fator de crescimento concentrado (CGF) na cicatrização de defeitos em crânio de coelho. Arch Oral Biol. 2014;59(5):550-58.

61. **Bozkurt Dołan Ş, Öngöz Dede F, Balli U, Atalay EN, Durmuşlar MC**. Fator de crescimento concentrado no tratamento de recessões gengivais múltiplas adjacentes: Um ensaio clínico randomizado de boca dividida. J Clin Periodontol. 2015;42(9):868-75.

62. **Keceli HG, Kamak G, Erdemir EO, Evginer MS, Dolgun A**. O Efeito Adjunto da Fibrina Rica em Plaquetas ao Enxerto de Tecido Conjuntivo no Tratamento de Defeitos de Recessão Bucal: Results of a Randomized, Parallel-Group Controlled Trial (Resultados de um ensaio aleatório controlado por grupos paralelos). J Periodontol. 2015;86(11):1221-30.

63. **Suchetha A, Lakshmi P, Bhat D, Mundinamane DB, Soorya K V., Bharwani GA**. Concentração de plaquetas em concentrados de plaquetas e regeneração periodontal - desvendar a ambiguidade. Contemp Clin Dent. 2015;6(4):510-16.

64. **Temmerman A, Vandessel J, Castro A, Jacobs R, Teughels W, Pinto N, et al**. A utilização de leucócitos e de fibrina rica em plaquetas na gestão de alvéolos e na preservação do rebordo: um ensaio clínico controlado, aleatório e de boca dividida. J Clin Periodontol. 2016;43(11):990- 9.

65. **Aydemir Turkal H, Demirer S, Dolgun A, Keceli HG**. Avaliação do efeito adjuvante da fibrina rica em plaquetas ao derivado da matriz de esmalte no tratamento de defeitos intra-ósseos. Resultados de seis meses de um estudo clínico aleatório, de boca dividida e controlado. J Clin Periodontol. 2016;43(11):955-64.

66. **Shyu SS, Fu E, Shen EC**. Avaliação Clínica e da Topografia Microcomputada dos Factores de Crescimento Concentrados como Material Único num Defeito Ósseo Cístico no Osso Alveolar Seguido de Implante Dentário: Relato de um caso. Implant Dent. 2016;25(5):707- 14.

67. **Varshney S, Dwivedi A, Pandey V**. Efeitos antimicrobianos de vários concentrados ricos em plaquetas - vibrações de estudos in vitro - uma revisão sistemática. J Oral Biol Craniofacial Res. 2019;9(4):299-305.

68. **Bajaj P, Agarwal E, Rao NS, Naik SB, Pradeep AR, Kalra N, et al**. Fibrina rica em

plaquetas autóloga no tratamento de defeitos intra-ósseos de 3 paredes na periodontite agressiva: A Randomized Controlled Clinical Trial. J Periodontol. 2017;88(11):1186-91.

69. **Miron RJ, Fujioka-Kobayashi M, Hernandez M, Kandalam U, Zhang Y, Ghanaati S, et al**. Fibrina rica em plaquetas injetável (i-PRF): oportunidades na medicina dentária regenerativa? Clin Oral Investig. 2017;21(8):2619-27.

70. **Cömert Kılıç S, Güngörmüş M, Parlak SN**. Avaliação histológica e histomorfométrica do aumento do pavimento sinusal com fosfato beta-tricálcico sozinho ou em combinação com plasma rico em plaquetas puro ou fibrina rica em plaquetas: Um ensaio clínico aleatório. Clin Implant Dent Relat Res. 2017;19(5):959-67.

71. **Otero L, Carrillo N, Calvo-Guirado JL, Villamil J, Delgado-Ruíz RA**. Potencial osteogénico do plasma rico em plaquetas em culturas de células estaminais dentárias. Br J Oral Maxillofac Surg. 2017;55(7):697-702.

72. **Gonzalez-Ocasio J, Stevens M**. Autotransplante de terceiros molares com plasma rico em plaquetas para substituição imediata de dentes extraídos não restauráveis: Uma Série de Casos. J Oral Maxillofac Surg. 2017;75(9):1833 e1-1833 e6.

73. **Maeno M, Lee C, Kim DM, Da Silva J, Nagai S, Sugawara S, et al**. A função de ligação epitelial induzida por plaquetas em superfícies de titânio inibe a colonização microbiana. J Dent Res. 2017;96(6):633-39.

74. **Patel GK, Gaekwad SS, Gujjari SK**. Fibrina Rica em Plaquetas na Regeneração de Defeitos Intra-ósseos: A Randomized Controlled Trial. J Periodontol. 2017;88(11):1192-99.

75. **Ravi S, Malaiappan S, Varghese S, Jayakumar ND, Prakasam G**. Efeito aditivo do plasma rico em factores de crescimento com regeneração tecidular guiada no tratamento de defeitos intra-ósseos em pacientes com periodontite crónica: Um ensaio clínico controlado e aleatório de boca dividida. J Periodontol. 2017;88(9):839-45.

76. **Kanoriya D, Pradeep AR, Garg V, Singhal S**. Tratamento de Defeitos de Furca de Grau II da Mandíbula com Fibrina Rica em Plaquetas e Combinação de Gel de Alendronato a 1%: A Randomized Controlled Clinical Trial. J Periodontol. 2017;88(3):250-58.

77. **Zhao JH, Tsai CH, Chang YC**. Aplicação clínica de fibrina rica em plaquetas como o único material de enxerto no aumento do seio maxilar. J Formos Med Assoc. 2015;114(8):779-80.

78. **Thorat M, Baghele O.** Efeito Adjuvante da Fibrina Rica em Plaquetas Autóloga no Tratamento de Defeitos Intra-ósseos em Pacientes com Periodontite Agressiva Localizada: Um ensaio clínico aleatório controlado de boca dividida. Int J Periodontics Restorative Dent. 2017;37(6):e302-09.

79. **Pinto N, Harnish A, Cabrera C, Andrade C, Druttman T, Brizuela C**. Um Procedimento Endodôntico Regenerativo Inovador Utilizando Fibrina Rica em Leucócitos e Plaquetas Associado à Cirurgia Apical: Um Relato de Caso J Endod. 2017;43(11):1828-34.

80. **Arabaci T, Albayrak M**. A fibrina rica em plaquetas preparada com titânio oferece vantagens na cicatrização periodontal: Um estudo clínico aleatório de boca dividida. J Periodontol. 2018;89(3):255-64.

81. **Jalaluddin M, Mahesh J, Mahesh R, Jayanti I, Faizuddin M, Kripal K, et al**. Eficácia do Plasma Rico em Plaquetas e do Enxerto Ósseo no Tratamento de Defeitos Intra-ósseos:

Um estudo clínico-radiográfico. Open Dent J. 2018;12(1):133-54.

82. **Esmaeilnejad A, Ardakani M T Shokri M, Khou N H, Kamani M.** Avaliação comparativa do efeito de dois concentrados de plaquetas (a-PRF e L-PRF) na atividade celular da linha celular pré-osteoblástica MG-63: um estudo in vitro. J Dent Shiraz Univ Med Sci. 2022; 1:1-10.

83. **Choukroun J, Diss A, Simonpieri A, Girard MO, Schoeffler C, Dohan SL, et al.** Fibrina rica em plaquetas (PRF): Um concentrado de plaquetas de segunda geração. Parte IV: Efeitos clínicos na cicatrização dos tecidos. Oral Surg Oral Med Oral Pathol Oral Radiol Endod. 2006;101(3):56-60.

84. **Uchida S, Sakai A, Kudo H, Otomo H, Watanuki M, Tanaka M, et al.** O fator de crescimento endotelial vascular é expresso juntamente com os seus receptores durante o processo de cicatrização do osso e da medula óssea após lesão por perfuração em ratos. Bone. 2003;32(5):491-501.

85. **Preeja C, Arun S.** Fibrina rica em plaquetas: O seu papel na regeneração periodontal. Saudi J Dent Res. 2014;5(2):117-22.

86. **Brennan SO, Davis RL, Chitlur M.** A nova substituição do fibrinogénio (γSer313Arg) provoca uma diminuição da expressão da cadeia γ e hipodisfibrinogenaemia. Thromb Haemost. 2010;103(2):478-79.

87. **Carmeliet P, Jain RK.** Mecanismos moleculares e aplicações clínicas da angiogénese. Nature. 2011;473(7347):298–307.

88. **Trombelli L, Scabbia A, Carotta V, Scapoli C, Calura G.** Efeito clínico da irrigação subgengival com tetraciclina e da aplicação de fibra com tetraciclina no tratamento da periodontite em adultos. Quintessence Int. 1996;27(1):19-25.

89. **Arora NS, Ramanayake T, Ren YF, Romanos GE.** Plasma rico em plaquetas: Uma revisão da literatura. Implant Dent. 2009;18(4):303-10.

90. **Dohan DM, Choukroun J, Diss A, Dohan SL, Dohan AJJ, Mouhyi J, et al.** Fibrina rica em plaquetas (PRF): Um concentrado de plaquetas de segunda geração. Parte III: Ativação de leucócitos: Uma nova caraterística dos concentrados de plaquetas? Oral Surgery, Oral Med Oral Pathol Oral Radiol Endodontology. 2006;101(3).

91. **Geeta IB, Galagali G, Sangeeta K, Pushpa S, Noushin F.** A natuaral meliorate: Engenharia de tecidos revolucionária em endodontia. J Clin Diagnostic Res. 2013;7(11):2644-46.

92. **Shivashankar VY, Johns DA, Vidyanath S, Ramesh Kumar M.** Fibrina rica em plaquetas na revitalização de dente com polpa necrótica e ápice aberto. J Conserv Dent. 2012;15(4):395-98.

93. **Mazor Z, Horowitz RA, Corso M Del, Prasad HS, Rohrer MD, Dohan DM.** Série de casos. 2009;80(12).

94. **Su NY, Yang LC, Chang YC.** A fibrina rica em plaquetas é a opção de tratamento de primeira linha para a regeneração periodontal. J Dent Sci. 2017;12(3):203-04.

95. **Agarwal A, Gupta ND, Jain A.** Fibrina rica em plaquetas combinada com aloenxerto ósseo liofilizado descalcificado para o tratamento de defeitos periodontais intra-ósseos humanos: Um ensaio clínico aleatório de boca dividida. Ata Odontol Scand. 2016;74(1):36-

43.

96. **Eren G, Atilla G**. Fibrina rica em plaquetas no tratamento de recessões gengivais bilaterais. Clin Adv Periodontics. 2012;2(3):154-60.

97. **Keglevich T, Barbieri B, Gera I, Etienne D.** Avaliação clínica de um retalho coronalmente avançado modificado isolado ou em combinação com uma membrana de fibrina rica em plaquetas para o tratamento de recessões gengivais múltiplas adjacentes: Um estudo de 6 meses. 2021;80(2):9-11.

98. **Anobom CD, Pinheiro AS, De-Andrade RA, Aguieiras ECG, Andrade GC, Moura M V, et al**. Biomed Res Int. 2020; 684506:1-26.

99. **Dohan DM, Choukroun J, Diss A, Dohan SL, Dohan AJJ, Mouhyi J, et al**. Fibrina rica em plaquetas (PRF): Um concentrado de plaquetas de segunda geração. Parte I: Conceitos tecnológicos e evolução. Oral Surg Oral Med Oral Pathol Oral Radiol Endod. 2006;101(3).

100.**Miron RJ, Fujioka-Kobayashi M, Bishara M, Zhang Y, Hernandez M, Choukroun J.** Platelet-Rich Fibrin and Soft Tissue Wound Healing (Fibrina Rica em Plaquetas e Cicatrização de Feridas em Tecidos Moles): Uma Revisão Sistemática. Tissue Eng - Part B Rev. 2017;23(1):83-99.

101.**Fujioka-Kobayashi M, Miron RJ, Hernandez M, Kandalam U, Zhang Y, Choukroun J.** Fibrina Rica em Plaquetas Optimizada com o Conceito de Baixa Velocidade: Libertação do Fator de Crescimento, Biocompatibilidade e Resposta Celular. J Periodontol. 2017;88:112- 21.

102.**Puri L, Yadav S, Malhotra P, Phukela SS, Raina B**. Relatos de casos em odontologia Relatos de casos em odontologia. 2021;1-14.

103.**Naik B, Karunakar P, Jayadev M, Rahul Marshal V.** Role of Platelet rich fibrin in wound healing (Papel da fibrina rica em plaquetas na cicatrização de feridas): Uma revisão crítica. J Conserv Dent. 2013;16(4):284-93.

104.**Kaigler D, Avila G, Wisner-Lynch L, Nevins ML, Nevins M, Rasperini G, et al.** Aplicações do fator de crescimento derivado das plaquetas na regeneração óssea periodontal e peri-implantar. Expert Opin Biol Ther. 2011;11(3):375-85.

105.**Lin NH, Gronthos S, Mark Bartold P.** Stem cells and future periodontal regeneration (Células estaminais e futura regeneração periodontal). Periodontol 2000. 2009;51(1):239-51.

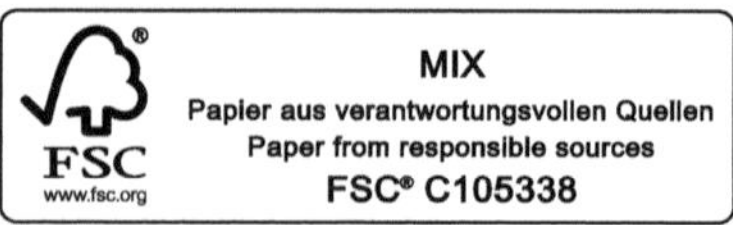

Printed by Books on Demand GmbH, Norderstedt / Germany